U0353364

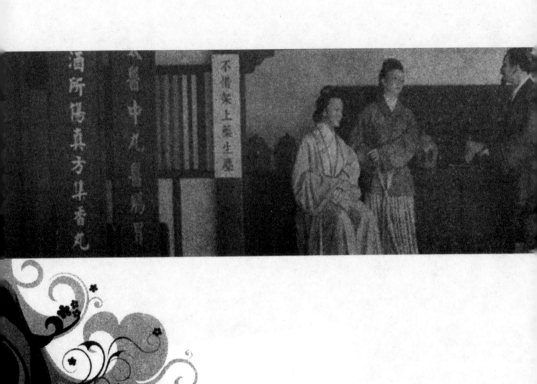

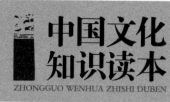

中国文化
知识读本

ZHONGGUO WENHUA ZHISHI DUBEN

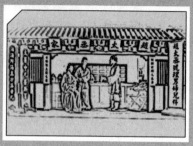

金开诚◎主编

吉林出版集团有限责任公司
吉林文史出版社

陈　爽◎编著

望闻问切

图书在版编目（CIP）数据

望闻问切 / 陈爽编著 . 一长春：吉林出版集团有
限责任公司：吉林文史出版社，2009.12（2022.1 重印）
（中国文化知识读本）
ISBN 978-7-5463-1525-6

Ⅰ.①望… Ⅱ.①陈… Ⅲ.①望诊（中医）–基本知
识②闻诊 – 基本知识③问诊 – 基本知识④切诊 – 基本知识
Ⅳ.① R241.2

中国版本图书馆 CIP 数据核字（2009）第 222498 号

望闻问切

WANGWEN WENQIE

主编／金开诚 编著／陈爽

项目负责／崔博华 责任编辑／曹恒 于涉

责任校对／王文亮 装帧设计／曹恒

出版发行／吉林文史出版社 吉林出版集团有限责任公司

地址／长春市人民大街4646号 邮编／130021

电话／0431-86037503 传真／0431-86037589

印刷／三河市金兆印刷装订有限公司

版次／2009 年 12 月第 1 版 2022 年 1 月第 5 次印刷

开本／650mm×960mm 1/16

印张／8 字数／30千

书号／ISBN 978-7-5463-1525-6

定价／34.80元

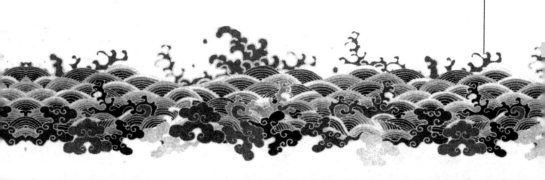

关于《中国文化知识读本》

　　文化是一种社会现象，是人类物质文明和精神文明有机融合的产物；同时又是一种历史现象，是社会的历史沉积。当今世界，随着经济全球化进程的加快，人们也越来越重视本民族的文化。我们只有加强对本民族文化的继承和创新，才能更好地弘扬民族精神，增强民族凝聚力。历史经验告诉我们，任何一个民族要想屹立于世界民族之林，必须具有自尊、自信、自强的民族意识。文化是维系一个民族生存和发展的强大动力。一个民族的存在依赖文化，文化的解体就是一个民族的消亡。

　　随着我国综合国力的日益强大，广大民众对重塑民族自尊心和自豪感的愿望日益迫切。作为民族大家庭中的一员，将源远流长、博大精深的中国文化继承并传播给广大群众，特别是青年一代，是我们出版人义不容辞的责任。

　　《中国文化知识读本》是由吉林出版集团有限责任公司和吉林文史出版社组织国内知名专家学者编写的一套旨在传播中华五千年优秀传统文化，提高全民文化修养的大型知识读本。该书在深入挖掘和整理中华优秀传统文化成果的同时，结合社会发展，注入了时代精神。书中优美生动的文字、简明通俗的语言、图文并茂的形式，把中国文化中的物态文化、制度文化、行为文化、精神文化等知识要点全面展示给读者。点点滴滴的文化知识仿佛颗颗繁星，组成了灿烂辉煌的中国文化的天穹。

　　希望本书能为弘扬中华五千年优秀传统文化、增强各民族团结、构建社会主义和谐社会尽一份绵薄之力，也坚信我们的中华民族一定能够早日实现伟大复兴！

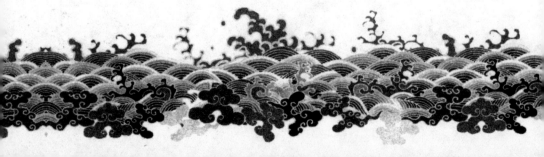

【目录】

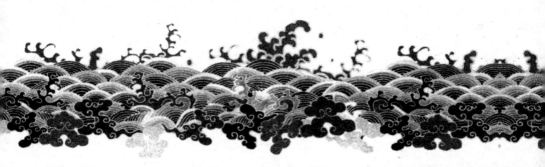

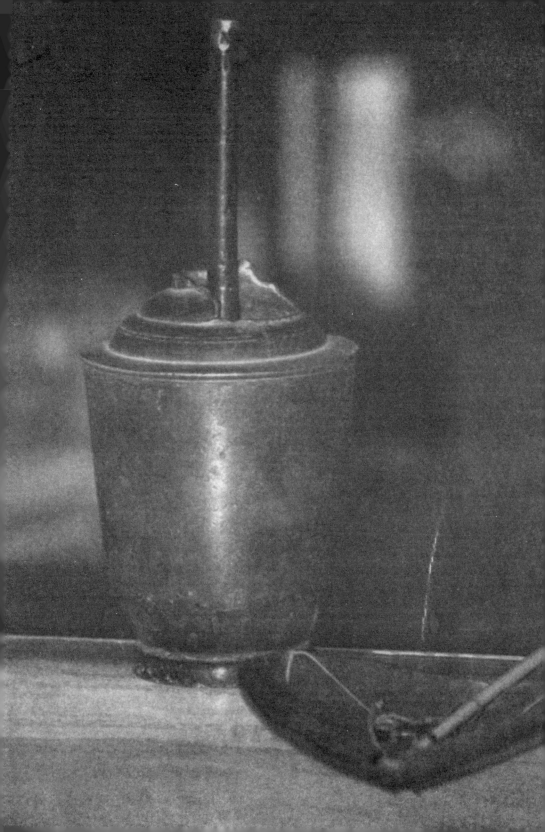

一 看得见的疾病

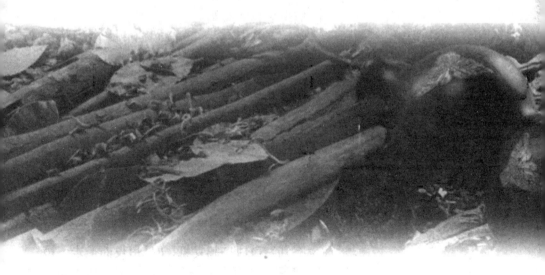

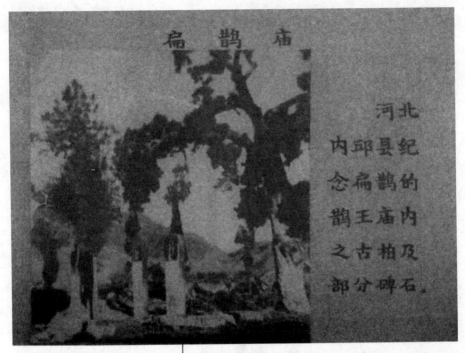

扁鹊庙

河北内邱县纪念扁鹊的扁鹊王庙内之古柏及部分碑石。

扁鹊庙图文介绍

《史记·扁鹊仓公列传》记载：扁鹊过齐，齐桓侯客之。入朝见，曰："君有疾在腠理，不治将深。"桓侯曰："寡人无疾。"扁鹊出，桓侯谓左右曰："医之好利也，欲以不疾者为功。"后五日，扁鹊复见，曰："君有疾在血脉，不治恐深。"桓侯曰："寡人无疾。"扁鹊出，桓侯不悦。后五日，扁鹊复见，曰："君有疾在肠胃间，不治将深。"桓侯不应。扁鹊出，桓侯不悦。后五日，扁鹊复见，望见桓侯而退走。桓侯使人问其故，扁鹊曰："疾之居腠理也，汤熨之所及也；在血脉，针石之所及也；其在肠胃，酒醪之所及也；其在骨髓，虽司命无奈之何。今在骨髓，臣是以无请也。"后五日，桓侯体病，使人召扁鹊，扁鹊已逃去。桓侯遂死。

这是我们都熟悉的扁鹊见齐桓侯的故事，说明望诊是非常神奇的，但要治疗用药，还要四诊和参，仔细辨证，健康所系，性命相托，来不得半点马虎。

在中医的眼里，人是一个统一的整体，五脏六腑通过经络与全身密切相关，所以某一个局部也可以反映五脏六腑的健康状况，下面我们来看一下五脏六腑在面部的反映：

扁鹊行医图

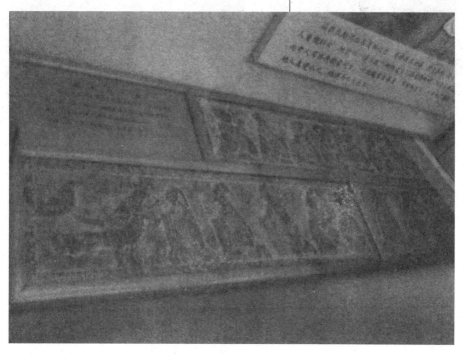

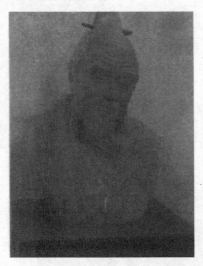

脉学创始人扁鹊石像

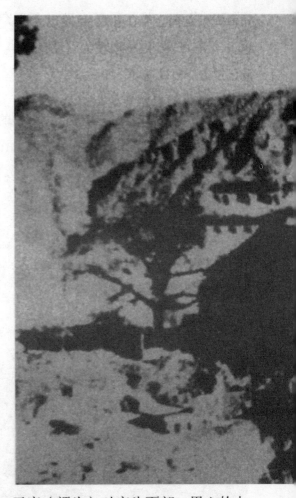

    天庭（额头）对应头面部；眉心的上部对应咽喉；眉心对应肺；两眼之间也就是鼻根部对应心；鼻柱部位对应肝；鼻柱左边对应胆；鼻头对应脾；鼻翼两旁迎香穴上方对应胃；两侧颧骨稍下方，鼻翼两旁迎香穴以外的部位对应大肠；外面的面颊部对应肾，其下方对应脐；鼻柱两侧颧骨内侧对应小肠，鼻头下人中穴（人中沟

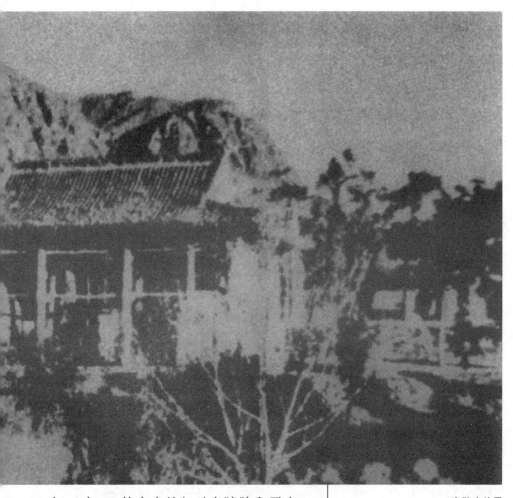

上13与23的交点处）对应膀胱和子宫；
颧骨处对应肩；颧骨外后方的颧弓对应臂，
其下部对应手；内眼角以上的部位对应胸
和乳房；颊的外部上方对应背部；沿颊车
穴（耳前下方，咬牙时隆起的肌肉处）以
下对应大腿；上下牙床的中间部位对应膝，
下部对应脚；口角大纹（法令纹）处对应
大腿内侧；面颊下的下颌角部对应膝盖；

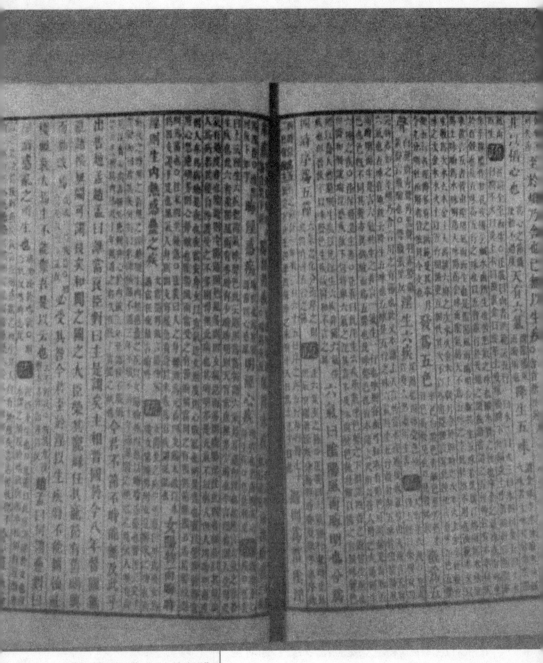

《左传》中记载"六七致病说"

以上是五脏六腑肢体分布在面部的位置。

脸色的变化

脸色沉暗说明疾病在五脏里；脸色光亮不缺乏光泽说明健康状况良好或疾病在表在六腑；如果病变部位出现和整体面色不协调的红黄色，说明是风邪致病；如果病变部位出现和整体面色不协调的青黑色，说明有疼痛的病症；如果病变部位出现和整体面色不协调的白色，说明是受寒所致；如果病变部位出现和整体面色不协调的黄色而且局部非常柔软，皮肤润泽，说明已经成脓；如果病变部位出现和整体面色不协调的深红色，说明有瘀血；如果疼痛非常严重，大多是因为筋脉拘挛，寒气伤害皮肤，如果寒气非常重，就会使皮肤麻木没有知觉，不知痛痒，比如说冬天非常冷的天气如果不戴手套，时间长了手就冻木了，没有知觉了。青赤黄白黑五色都可以在一定情况下表现在脸上的一定部位，我们可以观察颜色的浅深而了解疾病的轻重：颜色浅的病轻；颜色深的病重。虽然同样是病色，还要看皮肤有没有光泽，病色有光泽说明疾病容易治，病色没有光泽说明疾病不容易治，观察疾病颜色出现的部位就可以知道病在何处。医生聚

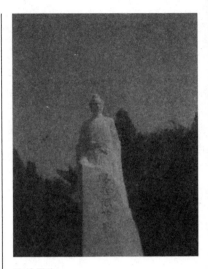

张仲景像

精会神地望色辨证，就能正确分析和判断以往病的情况和当前病的发展变化，所以对于气色的变化，如果不作精微细致的观察，就判断不出疾病的是非来，必须专心致志地分析研究才能知道新病旧病的关系及其发展变化的规律。脸色不显现应有的光亮，却显现出沉滞晦暗，主病重。虽不明亮，也不润泽，只要没有晦暗的现象，这病不致趋向严重。病色散而不聚的，说明病势也将分散，即使有痛症，也只是由于气滞不通引起的，并不是积聚的病。

五脏热病

肝脏有热病就会出现左脸颊（颧部）

八段锦内功图

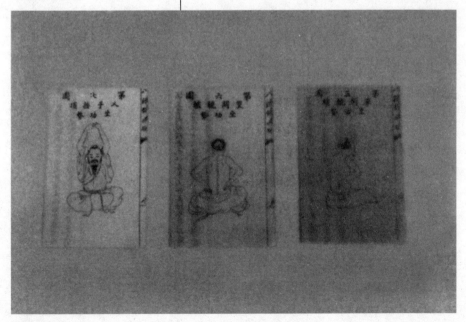

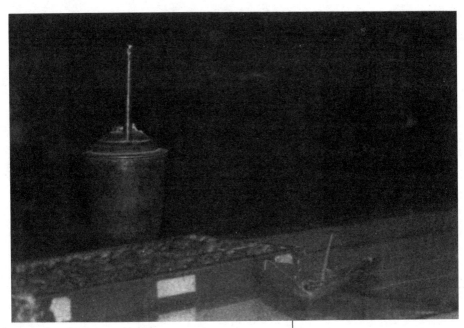

先出现红色；心脏有热，额头就会先出现
红色；脾脏有热，鼻头就会先出现红色；
肺脏有热，右脸颊（颧部）就会先出现红
色；肾脏发生热病，口角后腮的下部就会
先出现红色；疾病虽然还没有发作，但面
部已经有红色出现，这时就应该针刺泻热，
这叫做"治未病"。热病只是在五脏色部
出现红色，并没有见到其他症状，说明疾
病情况还比较轻，如果在这时给予及时的
治疗，就相当于刚好看到小偷准备偷羊时
就把他赶跑了，没有遭受什么损失。

看眼睛

眼睛的功能是否正常是肝血是否充足

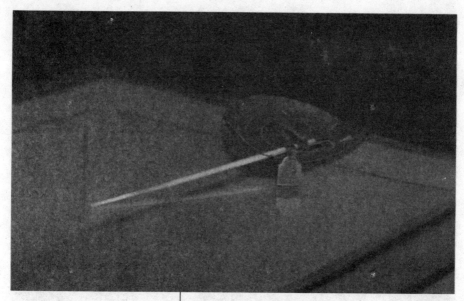

称量中药材的秤

的外在表现，肝血充足则目光有神，眼睛分辨能力强，看东西清晰，如果肝血不足，视力就会下降。同样，长时间的用眼而不能得到休息也会损伤肝血，比如长时间看电视、看电脑，就会损伤肝血而使视力下降。

眼睛又可以与五脏相配属，白眼仁属肺，黑眼仁属肝，瞳孔属肾，内外眼角红肉属心，上下眼睑属脾。

经常瞪眼睛的人火气太大，经常闭眼睛的人阳气不足；眼睛红肿疼痛说明有实热，如白眼仁发红是有肺火或外感风热；两个眼角的血络红且疼痛说明有心火；眼睑上下边缘红烂，长小水泡说明脾有湿热，整个眼睛红肿说明肝经风热；白眼仁发黄是黄疸病的主要标志；眼内外角血络淡白说明心血虚或失血；眼眶色黑晦暗说明肾虚；眼睑浮肿大多是水肿的表现，但偶尔一次低枕睡眠后出现眼睑稍稍有点肿第二天又消失了，这种情况不属于病态；眼窝凹陷多见于吐泻脱水或气血虚衰的病人，眼睑如果肿起像麦粒似的结节，但红肿不严重的是针眼；睡眠时眼睛闭不严，说明脾胃虚弱或吐泻伤津，小孩多见；双眼睑下垂多为先天不足，脾肾亏虚。

看鼻部

红黄隐隐而有光泽为正常。

小镇中药铺

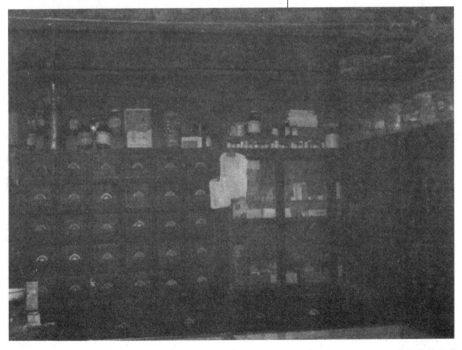

看得见的疾病

鼻头色微黑说明有水气；鼻头色黄说明胸上有寒，一定出现小便困难的表现；鼻头色白说明失血；鼻头在春秋冬出现红色（不包括长期饮酒蕴毒的酒渣鼻）说明疾病非常严重，甚至有生命危险；鼻尖青黄，其他部位没有疾病说明是淋证；鼻青，同时腹痛、舌头冰凉的人有生命危险；鼻孔张开仰面呼吸，呼吸非常困难说明生命危在旦夕；鼻色红黄隐隐而没有光泽说明身体虽然看似健康但脾胃有伤；鼻头色青说明腹部疼痛；鼻头色黑而没有光泽说明津液亏虚，阳明经有热或阴虚内热；鼻孔干燥并且颜色黑得像煤烟，说明热毒已深，津液枯涸或平时就是阴虚的体质或精血亏虚；鼻孔色黑凉而润滑说明阴毒冷极；产

中药药铺

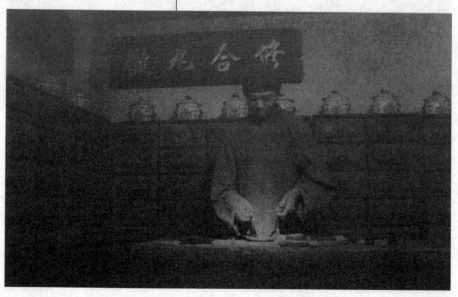

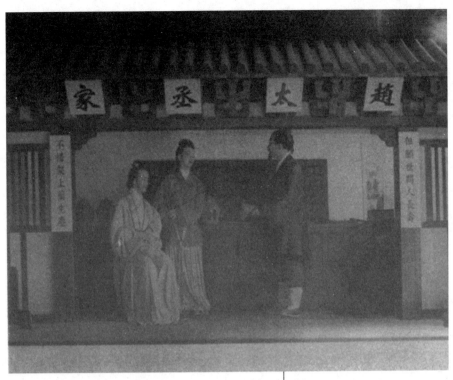

还原古代中医探病时情景

妇鼻孔色黑说明恶露上冲，危及生命；鼻根部明亮有光泽多为健康或新得的病；鼻根部颜色晦暗而缺少光泽说明疾病已经很久了；鼻根部白而缺乏血色说明心阳不足，有心脏疾病；鼻根部出现青灰色或紫暗说明心血瘀阻。

看口唇

唇舌是肌肉的根本，足太阴脾经的经气衰竭了，血脉就得不到营养，血脉得不到营养肌肉就会软弱无力，肌肉软弱无力舌头就软弱无力甚至萎缩。

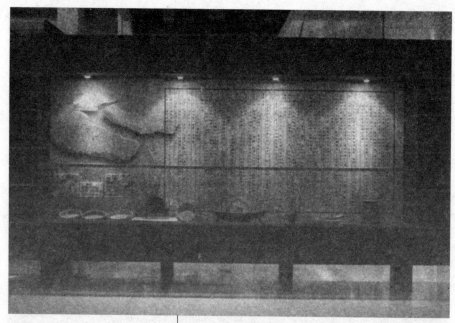

中医药大学内景

口唇正常颜色为淡红色；红肿说明有热；青黑说明有寒；鲜红说明阴虚火旺；淡白说明气血亏虚。

唇上下端正说明脾端正，唇偏举的人脾偏倾，口唇上翻的人脾高，口唇下垂的人脾低，唇坚实的人脾坚实，唇大而不坚的人脾脆，脾出现疾病时口唇表现出黄色。

上下两唇都红的人说明有心火；唇白说明肺气虚，亏气亏血，白而有光泽说明病轻，白而无光泽说明病重；唇白食欲差、食量小、咳嗽气喘说明肺脾气虚；唇如橙黄色说明脾湿化热；唇色淡黄晦暗、缺少光泽说明脾胃大虚；唇色青多

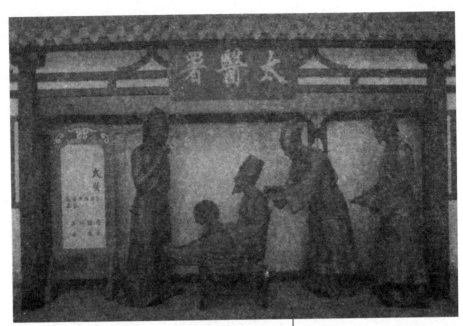

太医们切磋技艺的场景

为寒症、痛症血脉凝滞；唇色黑比唇色青疾病更重，说明寒到极点痛到极点；唇色青而深紫说明内有郁热；膀胱移热于小肠，大小便困难，容易发生口生疮而糜烂，凡是疾病口唇生疮的说明火邪外出，邪气外散；唇色鲜红说明阴虚火旺或脏腑湿热蕴结，女性多有月经先期，月经过多或崩漏；唇色深红说明是实证热证，热盛伤津；红肿而干说明热盛；上唇红下唇白的人说明肾虚，心火不能下降温暖肾水；上唇淡白下唇深红说明胃冷脾燥，唇红如血色说明温病邪热已入血分；上唇色苍白泛青说明大肠虚寒，容易出现泄泻、腹胀气、腹痛；下唇苍白为胃寒，容易出现胃部冷痛，上吐下泻；下唇绛红色说明有胃热；唇色紫红说明热盛，有瘀血或虫积腹痛；口唇绛紫多因阴寒内盛，心血瘀阻，女性多见月经推后，血色紫暗，有血块甚至闭经；唇色红暗缺少光泽说明气滞血瘀或痰浊内阻。

看舌头

淡红色的舌头，舌头上面有薄薄的一层白苔，说明很健康或感受了风寒，疾病轻浅尚未影响到舌；舌尖红白苔，说明感

《足臂十一脉灸经》

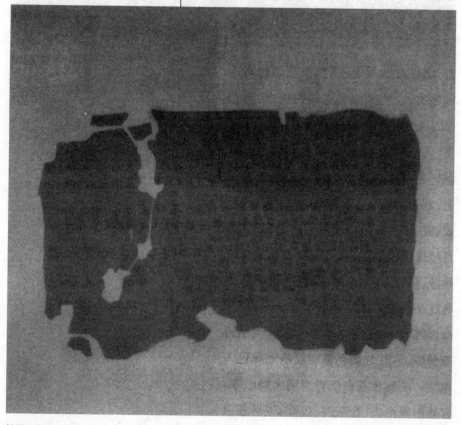

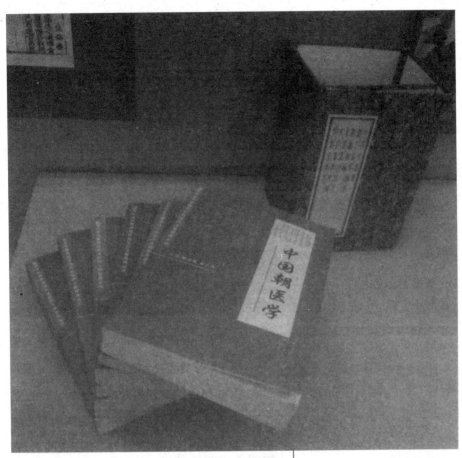

《中国朝医学》

受了风热或心里有事，想事情想的时间太长，有了心火；淡红色的舌头，白色的苔像食物腐坏了一样，说明有食积胃肠或有胃热；淡红色的舌头，黄白色的苔，说明感受风寒或风热已经传入体内转化为热病了；淡红色的舌头，白色的苔很厚而且黏腻，说明体内有痰湿水饮或食积胃肠或受寒湿而关节疼痛；淡红色的舌头，舌头上面有一层薄薄的黄苔，说明体内有热但热

《诸病源候论》与《刘娟子鬼遗方》

不重；淡红色的舌头，舌苔黄而且舌面干燥不滋润，说明长时间里热伤津使体内津亏干燥；淡红色的舌头，黄色黏腻的苔，说明体内有湿热或痰热内蕴或食积化热；淡红色的舌头，灰黑色的苔但滋润不干燥，说明体内寒气重。

鲜红色的舌头，白苔而且舌体干燥，说明体内有热津亏；鲜红色的舌头，白苔像污垢一样，说明正气虚弱，抵抗力差或有湿热；鲜红色的舌头，白苔黏腻，说明体内有热并且有痰湿；鲜红色的舌头，舌头上有一层薄薄的黄苔而且干燥，说明体内有热，津液已经轻度受损；鲜红色的舌头，舌头上有一层厚厚的黄苔而且干燥，

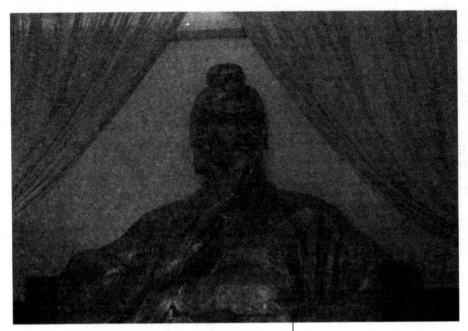

说明气分热盛而且津液已经进一步受损；鲜红色的舌头，黄色的苔而且黏腻，说明痰湿和内热已经交结在一起；鲜红色的舌头，舌体比较瘦，黑色的苔而且干燥，说明津液和血液都枯竭了。

深红色的舌头，黄色干焦的苔，说明胃肠有热或内热深重；深红色的舌头，黑色的干苔，说明热到极点，伤害津液和血液到了一定程度；深红色的舌头，没有苔，说明邪热入血或阴虚火旺。

紫色的舌头，黄色的干苔，说明热到极点，津液和血液都枯竭了；紫色的舌头，黑色干焦的苔，说明热毒深重，津液大伤；紫色的舌头，白色滋润的苔，说明阳虚寒

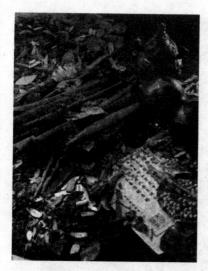

中药材

盛，气滞血凝。

淡白色的舌头，没有苔，说明脾胃虚寒，亏气亏血，或久病阳气虚衰；淡白色的舌头，舌苔中有部分剥落，说明气血两虚或胃阴不足；淡白色的舌头，白色黏腻的苔，说明脾胃虚弱，体内有痰湿；淡白色的舌头，黑色滋润的苔，说明体内有寒，阳气不足，有痰湿停留在体内。

看耳朵

肾开窍于耳，手足少阳经、手足太阳经和足阳明胃经均分布于耳周围。耳朵不仅是听觉器官的组成部分，而且还是观察和诊断疾病的窗口，耳部的形态、色泽等变化，突然长出的突起物和压痛点都和人的健康有一定的联系。

耳朵肿大，说明邪气实，大多属于少阳相火上攻；耳朵小而缩住不开，说明先天不足，体质虚弱；耳朵薄而小，说明多肾气亏虚；耳朵色白说明肺气虚；耳部红肿说明少阳相火上攻或为肝胆湿热；耳部色如橘皮色，说明是黄疸；耳轮焦黑，说明肾虚；耳轮纯青，多为风寒入腹掣痛；耳色青白，说明虚寒元气不足。

看毛发

头发干枯像麦穗一样，说明血虚火

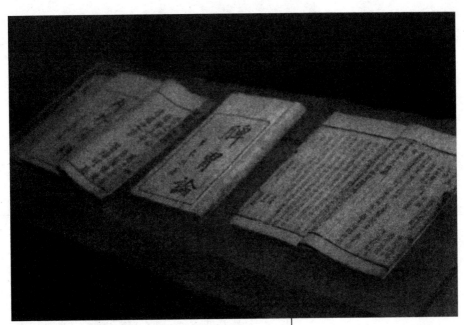

中医书籍

盛；如果毛发脱落说明皮肤疏松有风，如果眉毛也脱落了，说明疾病严重；毛发劲直向上，说明疾病严重；胡须黄红色，说明血热；胡须早白而脱落，说明亏气亏血；胡须焦干枯槁，说明精血衰竭；血少气多则胡须短；血多气少则胡须少；血气都少则两腮不长胡子；血气都充盛则两腮和下巴的胡须长得长，而且特别漂亮，浓黑而有光泽。

看指甲

指甲的标准长度是第一指关节到指尖的 1/2，一般健康人的指甲根部都有白色的月形。最理想的月形占整个指甲的 1/5，如果月形过大说明体质偏热；如果月形过小说明体质偏寒；指甲的表面平整光滑，呈美丽的粉红色说明身体健康。

指甲有纵道说明脾胃虚弱；指甲向上翻，中央部分下凹说明容易得心脏病；指甲色白说明气血虚弱；指甲青紫说明有瘀血；中指上出现白斑，说明心血不足；食指上出现白斑，说明大肠功能失调；无名指指甲上出现白斑，说明体内有痰湿；小指上出现白斑，说明心脏疾病严重；拇指出现白斑时五脏皆虚。

看齿

齿为骨之余，肾主骨生髓，并且手足

北京人头像

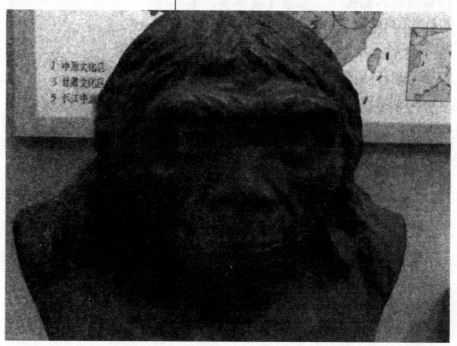

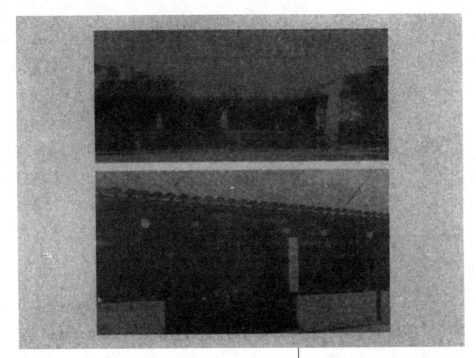

阳明经脉络于齿龈，说明齿与肾胃大肠关系密切。

　　牙齿洁白，坚固而有光泽，是津液和肾气充足的表现；牙齿黄而干燥说明热盛伤津液；牙黄干枯脱落，说明肾气将绝；齿焦黑干燥如枯骨，说明肾中精气虚弱到极点；牙齿黑或黄黯成片脱下，面色青黄，说明腹中冷积已经很久了；牙齿光燥如石，说明阳明胃经热盛，津液大伤；牙齿黄燥或焦燥如枯骨，说明热盛伤津，肾津枯竭；睡中咬牙常见于胃中有热或腹中有虫，大人多为胃热，小儿多为虫积；牙垢色黄，说明阳明经

北京同仁堂老药铺（上）公私合营同仁堂药店（下）

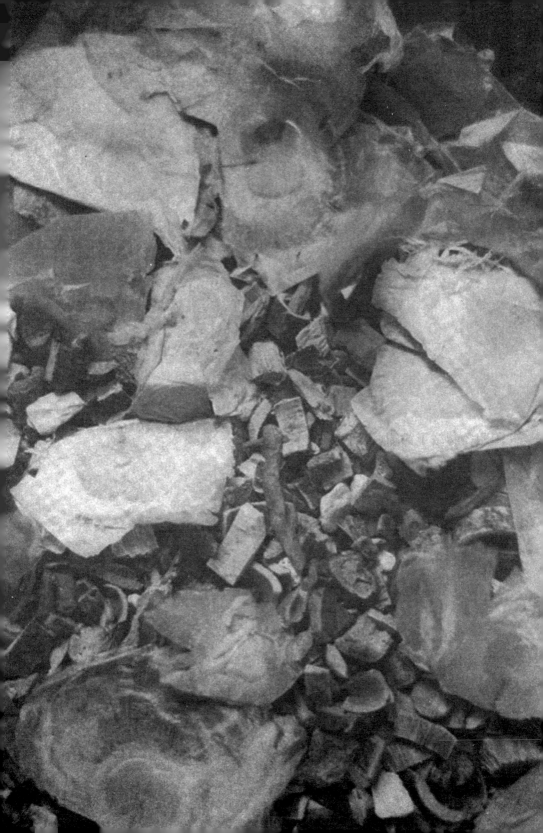

热盛；牙垢色白，说明太阴经有湿气；上门牙疼说明有心火；下门牙疼说明有肾火；左上牙疼说明有胆火；左下牙疼说明有肝火；右上牙疼说明大肠和膀胱有火；右下牙疼说明有肺火；两侧上磨牙疼说明有胃火；两侧下磨牙疼说明有脾火。

齿龈正常应呈现淡红色，坚实而润泽；齿龈红肿说明胃火上炎；齿龈不红而微肿，说明气虚或虚火伤络；齿龈肿而坚硬，说明脏腑积热；齿龈肿而松软，说明虚火妄动；齿龈肿而青紫，说明有瘀血；齿龈肿而疼痛，说明阳明热盛；齿龈胀而发痒，说明心血虚；齿龈萎缩而色淡，说明胃阴不足或肾气虚；齿龈萎缩，周边色红溃烂，说明肾阴亏损，虚火上炎；齿龈淡白，说明血虚或脾胃虚弱生血不足。

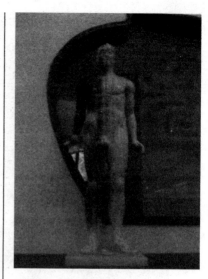

人体组织、穴位模型

看小儿虎口三关

小孩子三岁以下有病，必须看两个手掌面的食指，从掌根开始数，第一节叫做风关，第二节叫做气关，第三节叫做命关。分辨食指血络的颜色可以诊断疾病。紫色说明有热，红色说明有寒，青色说明是惊风，白色说明是疳病，黑色说明疾病严重，黄色说明脾虚；如果血络只能在第一指节

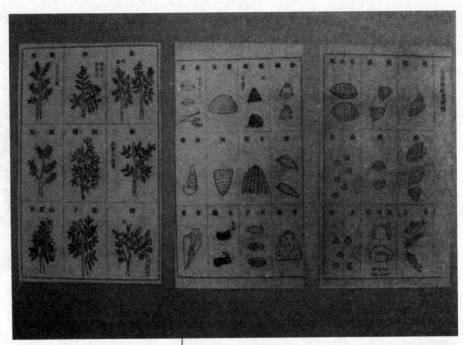

《**本草纲目**》中的插图

内看到，说明疾浅，如果血络达到第二关节，说明疾重，如果达到第三指关节，说明已经难治了。

钱乙望病

北宋大医家钱乙，在八味丸的基础上，创立了小儿补肾的六味地黄丸，有一次钱乙应邀为冯承务5岁的儿子看病，小孩呕吐，腹泻，高烧，不爱吃饭。钱乙看后说，这孩子眼睛里黑眼仁少白眼仁多，面色苍白而缺少光泽，神气怯懦，胆子小。黑眼仁少，说明肾虚。黑眼仁属肾，先天不足所以多病。即使长大了，也一定肌肉不是很结实，不能耐受冬天的寒冷和夏季的暑热，容易体虚也容易感受实邪，脾胃也容易虚弱。长大后一定不可以恣情纵酒，色欲太过，如果不保养身体，可能活不过壮年就会死去。脸上经常没有光泽，经常无精打采，就像女人来月事失血一样。现在呕吐腹泻不吃饭还高热，说明伤食了，不可以用下法。如果用下法，虚邪进入肺就会出现咳嗽，进入心就会出现惊风抽搐，进入脾就会腹泻加重，进入肾就会更虚，补脾则一定会痊愈。

《本草纲目拾遗》手稿和《滇南本草》

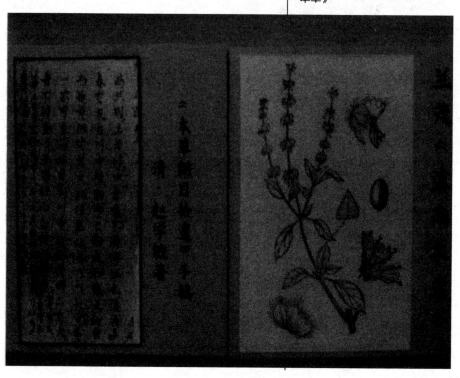

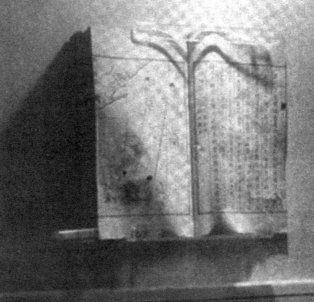

津液频生在舌端，寻

常教（数）咽下丹田，

于中畅美无凝滞，百

日功灵可驻颜。

——《修龄要旨》

二　听声音了解健康状况

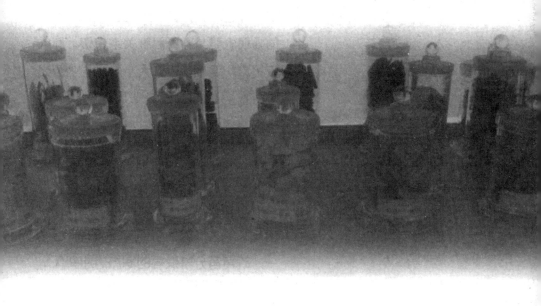

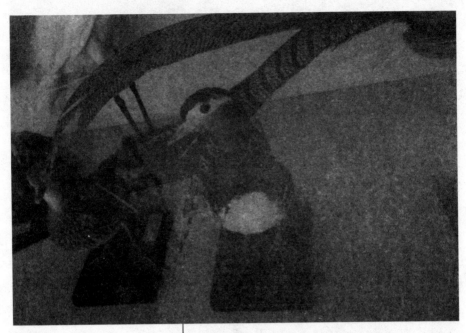

雌雄鸳鸯

人声音的发出是以阳气作动力，肺主一身之气，肾为人体气机的根本，发音的强弱主要与肺肾两脏关系密切，肺气直接参与发声，声音大小与肾气是否充盈有直接关系，所以说肺是声音的门户，肾是声音的根本，所以感冒时如果患者声音虽然不清晰，但音量依然很大，说明其疾病较轻，病邪较浅。正常声音的特点是清晰洪亮，音调抑扬顿挫，和畅自然，这是脏腑精气充盛，气血和畅的表现。

听声音分辨疾病的寒热清浊新久

热病话多；寒病不爱说话；话多的容易调治；不爱说话的不容易调治；声音浑浊而且语速很快，说明痰壅胸膈；声音清

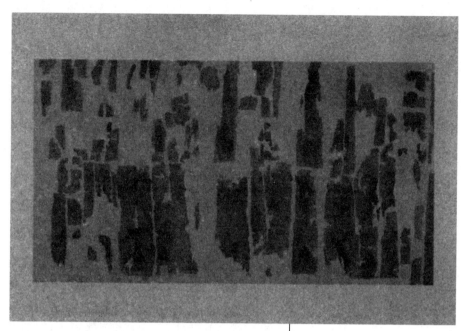

脆而语速缓慢，说明体内有寒。

新得的病，而且疾病比较轻时一般不影响声音，病了很长时间或疾病重时就会影响声音。

外感风寒，不戒大荤，任意食用，声音哑而咳嗽，咽干喉痛，疾病虽然时间不长，但已经和刚得病时不一样了，及早治疗容易治愈，不能不加以分辨。

五脏的声音

肝在情志上表现为生气发怒，在声音上表现为呼喊声，在行为上表现为握拳，所以肝气一动就想发火，就想大声喊，就想对别人拳脚相加。

心在情志上表现为高兴，在声音上表现为笑声，在行为上表现为忧愁，所以心情好时就喜笑颜开，有心事时就忧心忡忡。心气有余就会不停地笑，自言自语，说话没有逻辑。

脾在情志上表现为意向、思想，在声音上表现为歌声，在行为上表现为恶心干呕，所以开心时喜欢唱欢快的歌，不开心时喜欢唱悲伤的歌，内心的想法尽现于歌声之中。呼吸微弱而浅说明病在脾。

肺在情志上表现为悲，在声音上表现为哭，在行为上表现为咳嗽，所以肺气盛的时候容易悲伤，一哭出来就好了，生活中我们经常会见到人因为生气而最后气哭了，是因为肺金克肝木，所以悲能战胜怒，

古华夏民族起源和中医学滋生的土壤

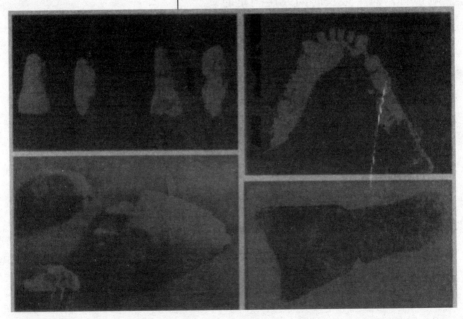

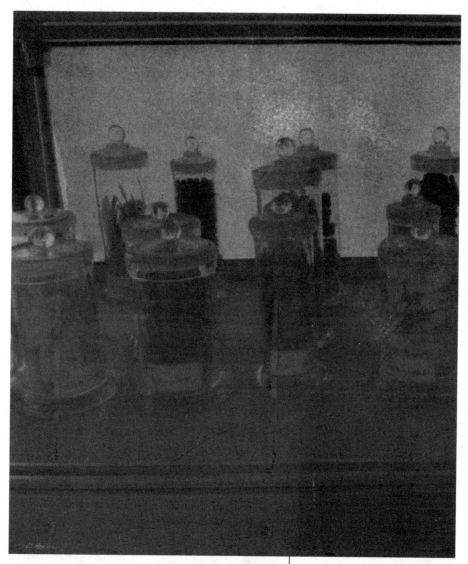

根茎类中草药

一哭出来气就消了。咳喘或声音哑说明病在肺。

肾在情志上表现为恐，在声音上表现为呻吟，在行为上表现为寒战、毛骨悚然，所以一受到惊吓或长时间在恐慌状态下，人就容易毛骨悚然，就会有腰疼的表现，因为伤到了肾。说话吞吞吐吐，想说又不说，不说又想说，说话声音小说明病在肾。

六腑的声音

说话拉长音说明病在大肠；声音短促说明病在小肠；说话快说明病在胃；声音清晰但声小，说明胆的疏泄功能失常。

听声音辨寒热虚实

喘息气粗而且觉得喘的气特别热说明有热；喘的气特别凉说明有寒；呼吸深入说明心肺功能强；呼吸微弱浅表说明肝肾不足；骂人声音很大、很严厉说明内有实

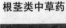

根茎类中草药

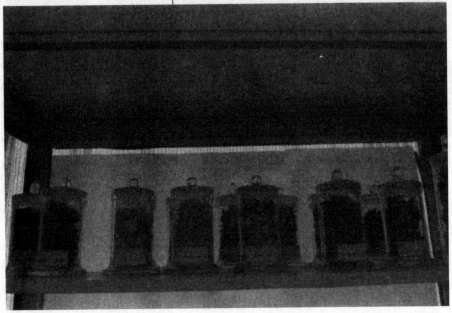

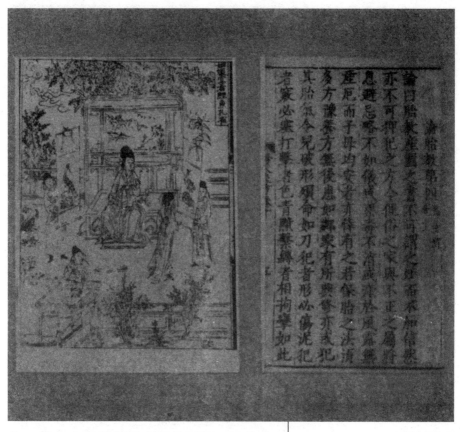

古代胎教简介

热；骂人声音微弱说明肝气不足；经常呻吟的人一定有疼痛的地方；说话声音小且迟缓，呼吸表浅说明中气虚弱；打嗝反气说明胃中气滞或胃虚；打嗝反凉气说明胃寒；恶心呕吐酸水苦水说明肝火盛；感觉到自己要死去说明元气一定虚弱了；特别爱吃、能吃说明胃有火；经常说自己家的私事，说明容易思虑，睡眠差；经常说别人有损德行的事，一定肝郁容易发怒；干咳无痰说明胃中有伏火；咳痰稀白说明有

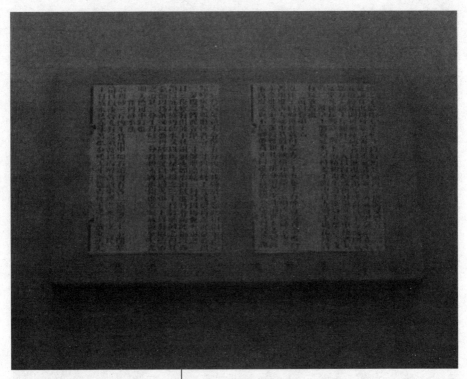

葛洪《抱朴子》

寒；咳痰黄稠说明有火。

听声音辨疼痛

皱眉呻吟说明头痛；叫喊呻吟，手捂着胃，说明胃疼；呻吟身体沉重，转身则疼痛加重，表情痛苦，说明腰痛；呻吟摇头，皱眉捂腮说明牙痛；呻吟弯曲不能直立说明腰脚疼；摇头说话说明腹痛。

想说话又不想说了，忽然间又大声喊叫，说明病深入骨；声音细小而音长，说明病在头部；平时不怎么说话，喜欢惊叫，说明病在骨节间；声音嘶哑说话别人听不清楚，说明病在心膈间。

听呼吸

气短接续不上，一口气说不完一句话，说明气虚；严重者气短，呼吸困难；平时没有寒热的表现，短气难以接续，说明是实证。

听打呃暖气

呃声频频发作，声音高亢有力而短促，说明是实证；呃声低沉，声弱无力，说明为虚证；新得的病打呃，声音有力，说明伤寒或伤热；病了很久而出现打呃，声音无力，说明疾病加重。

胃中气体从口中返出，同时出现腹部胀满，说明食积胃肠；返气频频发作而响亮，返气后腹胀减轻，返气发作常因生气发怒而引发，说明肝气影响到胃；返气频频发作，同时出现胃部冷痛，说明寒气侵犯到胃；返气声音低沉断续，没有酸腐气味，同时出现食欲下降现象，说明胃虚弱。

闻气味

口气

口气酸臭，同时伴有食欲下降，腹部胀满的症状，说明食积胃肠；口气非常臭，说明胃热；口气像东西腐烂那么臭或者同时有咳嗽、吐脓血的表现，说明体内有溃

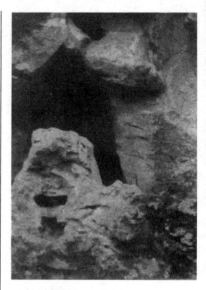

葛洪炼丹遗址

烂化脓的部位；口气臭秽难闻，牙龈腐烂说明牙疳。

汗味

汗味腥膻说明风湿热长时间蕴于皮肤；汗味腥臭可以见于瘟疫或火毒很盛；腋下随汗液散发阵阵臊臭气味，说明内有湿热，可见于狐臭病。

痰味、涕味

咳嗽吐带脓血的痰，有异常的腥臭味，说明热毒很盛，多见于肺痈病；咳嗽咯黄色粘痰有腥味，说明肺热很盛；咳嗽咯痰清稀味咸，没有特殊气味，说

东汉执箕帚女佣和陶奁

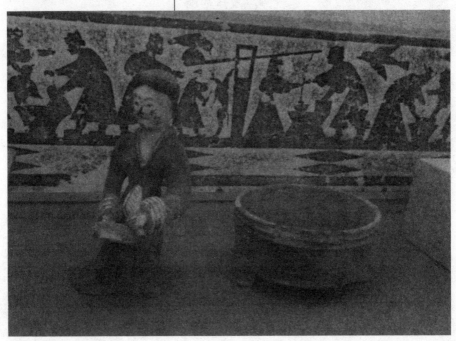

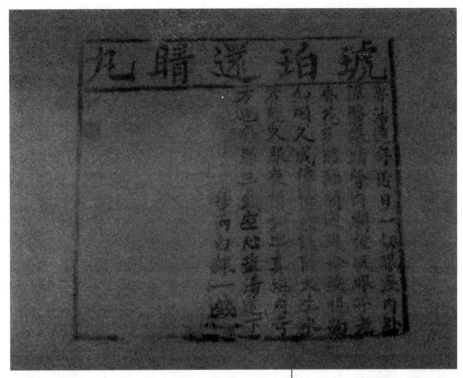

琥珀还睛丸仿单

明是寒证。

流清鼻涕说明有寒；流黄鼻涕说明有热。

二便味

大便酸臭难闻说明肠有郁热；大便稀溏而有腥味说明脾胃虚寒，大便稀溏特别臭，像东西腐败了似的，或大便中有不消化的食物，屁味酸臭说明是伤食了。

小便黄赤混浊，有臊臭味，说明膀胱湿热；尿甜并散发烂苹果味，说明为消渴。

经血、白带味

经血臭秽说明有热，经血味腥说明有

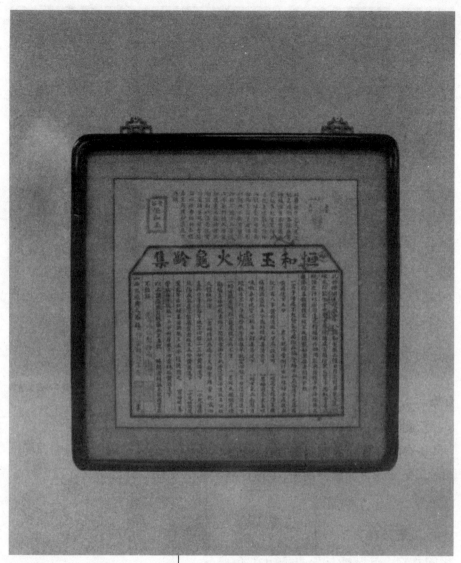

恒和玉炉火龟龄集仿单

寒，带下色黄粘稠而且味臭说明有湿热；白带清稀而且有腥味说明有寒湿；经血或带下奇臭，并且出现异常的颜色，常见于癌症；产后经血很臭，说明有湿热或湿毒。

三 聊天之中有玄机

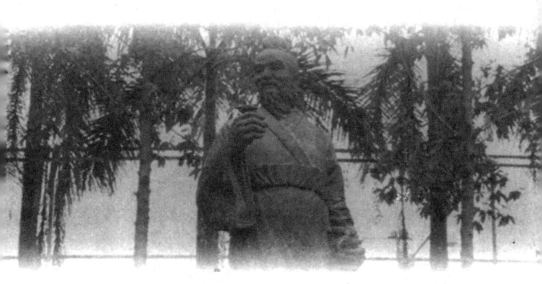

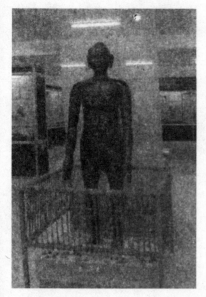

铜人明堂之图

药用拟层孔菌

聊生活起居

到了一个国家或地区，我们要先了解当地的风俗习惯；到了一个家庭，我们要先了解人家有什么忌讳，进到正厅里，要问清礼节；所以给病人看病时要先了解病人的喜好，以确定疾病的寒热性质。年长的人我们要尽量让他六腑气机通畅，年轻的人我们尽量让他经络气血通畅；失去妻子的人、失去丈夫的人、孤儿和独身的人经常会情志抑郁；形体肥胖的人体内有痰湿；形体偏瘦的人体内经常有火；还要了解得病的日期，刚得的病可以祛邪，得了很久的病要顾忌身体的正气；病在肝的人喜欢吃酸的，病在心的人喜欢吃

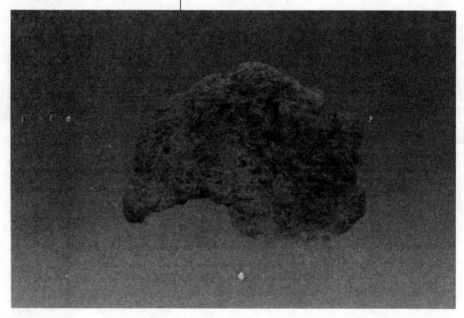

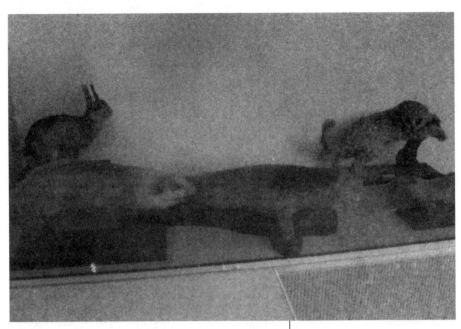

苦的，病在脾的人喜欢吃甜的，病在肾的人喜欢吃咸的，病在肺的人喜欢吃辣的，有内热的人喜欢吃凉的，体内有寒的人喜欢吃热的，食欲好的人容易治，食欲不好的人不容易治。

聊梦境情况

阴寒之气盛，就会梦见大水而感到恐惧；阳热之气盛，就会梦见大火而感到灼热；阴寒之气、阳热之气都盛就会梦见互相砍杀；上部心肺邪气盛就会梦见向上飞；下部肝肾邪气盛，就会梦见往下掉；过度饥饿的时候就会梦见向别人要东西；过饱入睡就会梦见给别人东西；肺气盛时会在梦中恐惧哭泣；肝气盛时会梦见和别人发

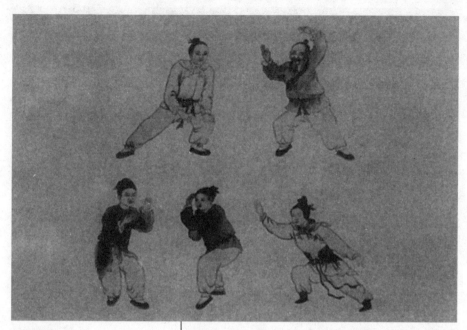

五禽戏图

火；心气盛，就会梦见喜笑、恐惧；脾气盛就会梦见唱歌娱乐或身体沉重抬不动胳膊迈不动步；肾气盛就会梦见腰脊骨节分离而不相连。

聊喜好苦乐

喜欢热地方、喝热东西说明为寒病；喜欢冷地方、喝冷饮说明为热病；喜欢安静，不喜欢活动说明为虚；情绪烦躁说明为实；伤食了食欲就会下降，伤风了就会怕风，伤寒了就会怕冷；经常喝酒的人体内会有湿热；喜怒忧思悲恐惊每一个情志的变化都可以伤到气；寒热燥湿风每种外在气候环境的变化都可以伤到形体；突然大怒可以损伤阴气；突然大喜可以损伤阳气；所以喜怒等情志不节制，过度的寒热，都能造成生命的不强悍不稳固；形体生活安逸但精神苦闷的人，病多发生在经脉，适合用针灸治疗；形体安逸精神也愉快的人病多发生在肌肉，适合用针刺或有化脓的部位把脓放出；形体劳累辛苦但精神很愉悦的人，病多发生在筋，适合用灸法或按摩；形体劳累辛苦，精神又很压抑苦闷的人，病多发生在咽喉部，适合用药物治疗；多次受到惊吓的人，经络会因为气血逆乱而不通畅，病多肢体感觉不灵敏，麻木没有知觉，适合按摩和用药酒治疗。

《本草经集注》

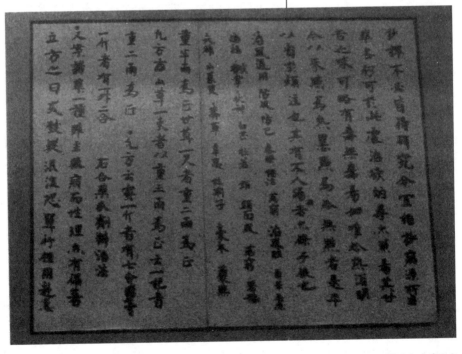

聊寒热

指的是询问病人有没有怕冷或发热的感觉。擅长看病的医生看病时，通过看面色、把脉先判断出病人是阴性体质还是阳性体质，得的是寒病还是热病。

寒，指病人自己感觉怕冷。由于被寒气伤到的程度不一样，所以表现也不完全相同。轻度的遇到风就感觉冷，多穿一点衣服或躲避一下风就可以缓解；中度的自己觉得怕冷，多加衣被或靠近火盆取暖能缓解；重度的自己觉得怕冷，多加衣被或靠近火盆取暖也不能缓解。

热，包括病人体温升高，或体温正常而病人自己感觉全身或局部（如手脚心）

《察病指南》与《敖氏伤寒金镜录》

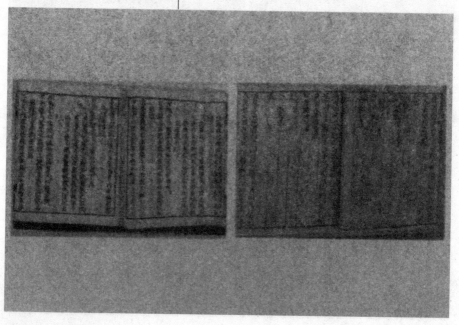

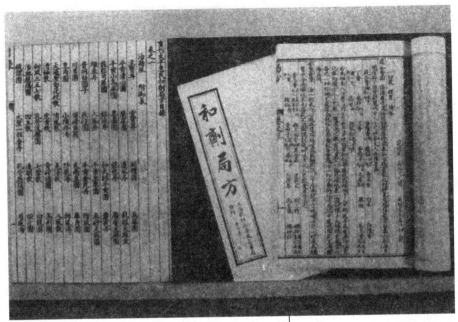

很热。在临床看病的过程中会遇到怕冷同时感觉热、只怕冷不感觉热、只感觉热不怕冷、一会儿感觉怕冷一会儿感觉热这四种情况。

病人有明显感觉怕冷，同时轻微感觉热的表现，说明病人受了风寒；病人自己轻微感觉热，同时感觉遇到风就冷，避着点风就能缓解，说明病人伤风了；病人自己感觉非常热，同时又有轻微怕冷的表现，说明被风热伤到了。

病人突然感觉到怕冷，而且体温不高，同时还出现手脚冰凉、或胃部、腹部、肢体又凉又疼等局部冷痛痉挛的表现，说明体内有寒气；病人体质虚弱，经常感觉怕

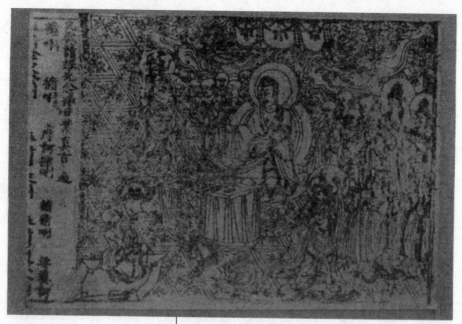

《金刚经》插图

冷，手脚冰凉、加衣盖被或靠近火盆取暖可以缓解，说明病人阳气不足。

高热（体温在39℃以上）持续不退，不怕冷只怕热，同时有脸红、口渴、出很多汗的表现，说明病人体内阳热很盛；体温不高，一般低于38℃（低热），或体温正常而病人只是自我感觉热，如果感觉热的时间很长，劳累后加重，同时有精神疲惫、呼吸浅表、白天没睡觉的时候不自觉地出汗，说明是气虚导致的热；如果偶尔低热，同时脸色白缺乏血色、头晕，说明是血虚导致的发热；如果长期低热，同时两个颧骨部的皮肤发红，心烦、手脚心热，说明是阴虚导致的发热；如果每当情志不舒畅时，抑郁苦闷时出现低热，同时有胸闷，脾气急躁，容易发怒的表现，说明是气郁导致的发热；小孩子在夏季气候炎热的时候长时间的感觉热，同时有口渴、烦躁、多尿、不出汗，到秋天自然痊愈，说明是气阴两虚导致的热。

病人自己感觉一会儿冷一会儿热，一天之内发作多次，而且没有时间规律，多为半表半里的少阳经病；病人寒战与高热交替出现，每天或两三天发作一次，每次发作的时间段都是一样的，比如这次是上午十一点发作，下次还是上午十一点发作，同时有剧烈头痛、口渴、汗多的表现，说明是疟疾病。

《明人南都繁会图》

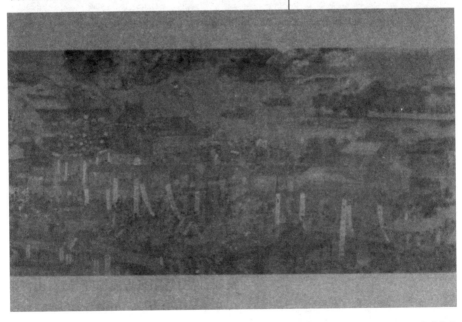

聊天之中有玄机

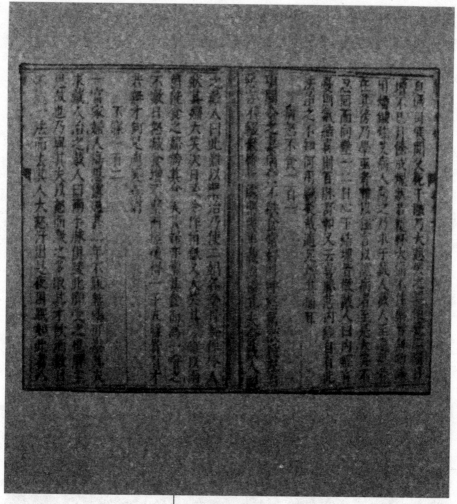

《儒门事亲》

聊出汗情况

不出汗可能是受了风寒或津血亏虚或阳气虚无力化汗；醒着的时候出汗，活动后加重，说明气虚和阳虚；入睡后出汗醒后就停止出汗，说明为阴虚；出汗部位发凉，说明是阳气虚或惊吓导致；出汗部位热说明体内有热；出的汗沾衣服，汗的颜色发黄，说明体内同时存在风湿热三种邪气；病人先打个寒战然后出汗的表现，说明正气和邪气交争，如果出汗后高热退了，体温降下来了，说明疾病快要痊愈了，如果出汗后体温不降，烦躁不安，说明病情恶化了。

身体的某一部位出汗，如只有头部或头部连脖子出汗而且出汗多，说明上焦心肺有热或中焦脾胃有热或元气将绝，或进食了辣的食物、热汤、饮酒等；只是一侧的身体出汗，或左侧，或右侧，或上半身，或下半身，出汗的一侧常常是健康的一侧，不出汗的一侧常常是疾病的一侧，多见于萎缩性疾病、中风以及截瘫病人；手脚心微微出汗为正常现象，手脚心出汗的量很多可能是阳明经胃肠火盛、脾虚运化水液功能失常或阴经郁热；心胸部出汗或汗出过多，同时有心慌、失眠、腹胀、便溏的表现，说明心脾两虚；心胸部出汗或出汗过多，同时伴有心烦、失眠、腰部膝部酸软无力，说明心肾不交；外生殖器官及其周围出汗多见于下焦肝肾有湿热。

聊疼痛情况

疼痛的方式

一般新得的病疼痛剧烈，持续时间长，

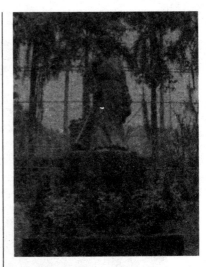

华佗雕塑

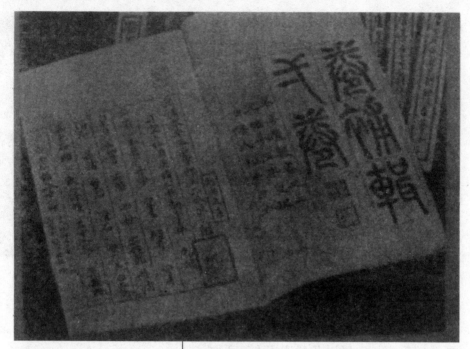

《唐·新修本草》

而且按着更疼；疼痛时间长，痛轻，有时候疼有时候就不疼了，按着点舒服；疼痛而且痛处有胀的感觉，说明是气滞导致的疼痛，常见胸部、两胁肋部、胃脘部、腹部胀痛，多是气滞，但头胀痛、眼睛胀痛则大多是因为肝火太盛；疼痛而且痛处像被针扎了一样的疼，说明是瘀血导致的疼痛；疼痛而且痛处有冷的感觉，喜欢把温暖的东西放在疼痛的部位，这样疼痛能够减轻，说明有寒气或阳气亏虚，常见于腰部、脊柱、胃脘、腹部、四肢、关节等部位；疼痛而且痛处有热甚至烧灼样的感觉，喜欢把凉的

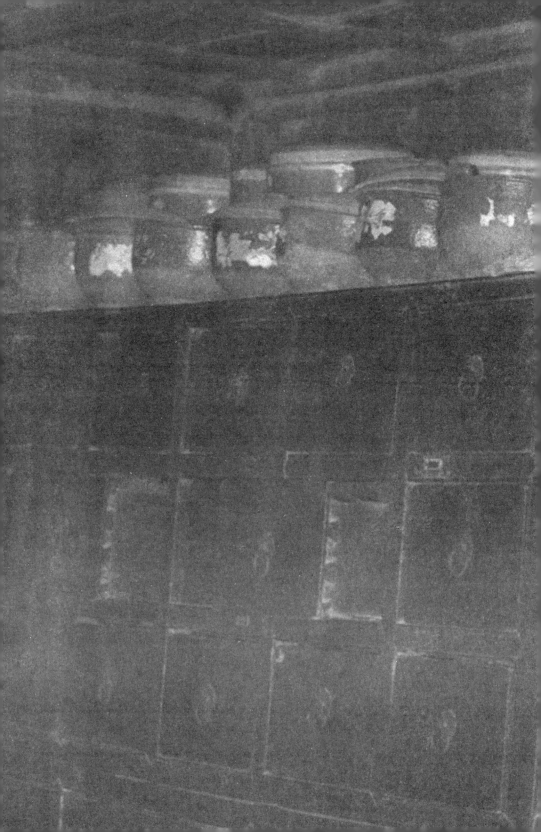

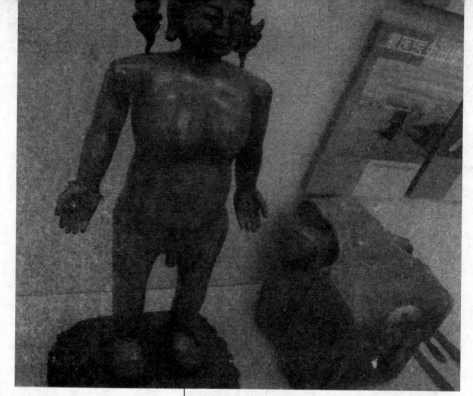

针灸铜人

东西放在疼痛部位，这样疼痛能够减轻，说明内有火热或阴虚火旺；疼痛而且疼痛的部位有沉重的感觉，大多因为这个部位有湿气，常见于头部、腰部、四肢以及全身；疼痛部位同时有酸软的感觉，多因湿气侵犯肌肉关节，气血运行不畅导致的，或因为肾虚导致；疼痛剧烈，如同有刀在割一样，多因为寒气或实邪阻滞气机，如心绞痛是心脉瘀阻导致的，寒气侵犯胃引起胃痛，结石阻滞胆管引起的上腹部疼痛；疼痛而且疼痛部位有空虚的感觉，说明亏气亏血，常见于头部、小肚子；疼痛不剧烈，能够忍受，但绵绵不绝，说明气血亏虚，常见于头部、胸部、胃脘、腹部；疼痛部位不固定，或游走并且像有气往上顶一样，如果这样的疼痛出现在胸胁肋部，多因为气滞导致，如果出现在四肢关节，多为风寒湿导致；疼痛部位固定不移动，如果出现在胸胁肋部、胃脘、腹部，多是瘀血导致的，如果四肢关节固定疼痛，多是寒湿、湿热或热盛血瘀导致；疼痛时有疼痛部位被其他部位牵拉的感觉，说明是筋脉气血不足或筋脉阻滞不通。

疼痛的部位

头痛：阳明经和任脉走在前头部，所

藏医器具

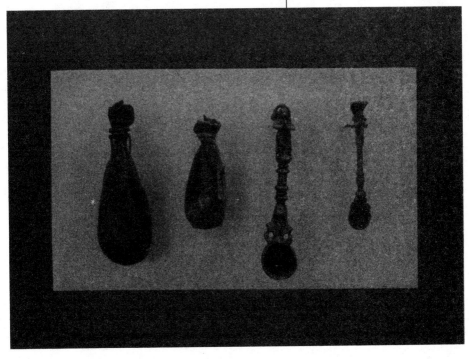

以前额疼痛连着眉棱骨也疼，说明病在阳明经；太阳经和督脉走在后头部，所以后头连着后脖子疼，说明病在太阳经；少阳经走在头的两侧，所以头两侧疼，说明病在少阳经；足厥阴经到达头顶与眼睛相连，所以头顶连眼睛疼，说明病在足厥阴经。头痛脖子硬痛，遇到寒气疼痛加重，说明是风寒头痛；头痛怕热，脸红眼睛红，说明是风热头痛；头痛像有东西把头裹住了似的，肢体困重，说明风湿头痛；头痛不剧烈，能够忍受，活动后疼痛加重，说明是气虚头痛；头痛同时有头晕、脸色白缺少光泽，说明是血虚头痛；头痛

果实类中药

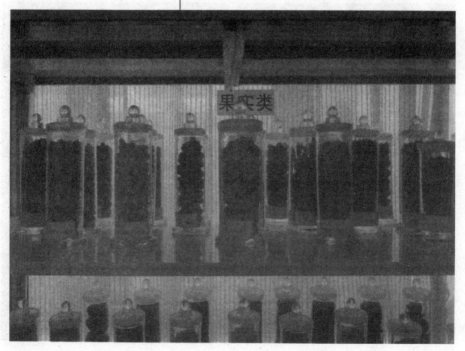

有空虚的感觉，腰部膝部酸软无力，说明是肾虚头痛。

腰痛：腰部两侧或腰脊正中经常酸软无力，绵绵作痛，说明为肾虚腰痛；腰部两侧或腰脊正中冷痛沉重，阴雨天加重，说明为寒湿腰痛；腰部两侧或腰脊正中像被针扎一样的疼痛，说明为瘀血腰痛；腰部突然剧烈疼痛，而且疼痛向下腹部放射，同时有尿血的表现，多由结石阻滞导致；腰痛感觉沉重胀闷热痛，同时有尿黄或带下黄臭的表现，说明为湿热腰痛。

四肢痛：四肢的肌肉、筋脉或关节

针灸铜人

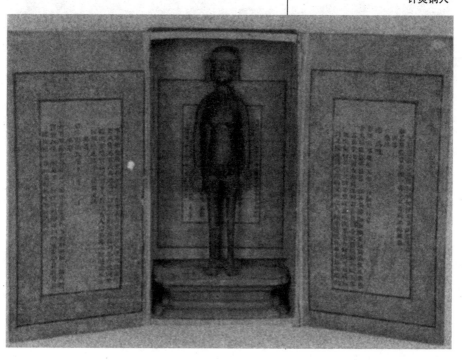

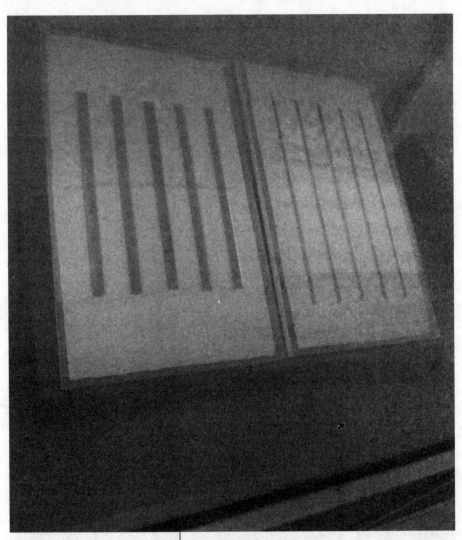

汉代竹木医简

游走样疼痛,部位不固定,说明被风邪所伤;关节疼痛剧烈,而且疼痛的局部发凉,说明被寒邪所伤;关节疼痛,沉重不移,说明被湿邪所伤;关节红肿热痛,或在小腿上出现红色结节,说明被热邪所伤。

胸痛：胸痛而且胸部憋闷，痛引肩臂，说明为胸痹（冠心病）；胸痛，连着后背也疼，脸色青灰，手脚冰凉，说明为心脏疾病；胸痛高热，同时有咳喘、气粗、脸红、高热、鼻翼煽动的表现，说明是肺实热；胸痛，两颧部发红，午后发热，入睡后出汗，醒则汗止，咳痰带血，说明肺阴虚；胸痛，高热、咳嗽，咯吐脓血腥臭痰，说明肺内有痰热；胸闷，咳喘，痰白量多，说明肺有痰湿。

胁肋痛：胁肋胀痛，叹气、长出气觉得舒服，说明肝气郁结；胁肋烧灼样疼痛，脸红，说明郁滞；胁肋疼痛，胃胀，全身

●华佗墓和华祖庵图片资料

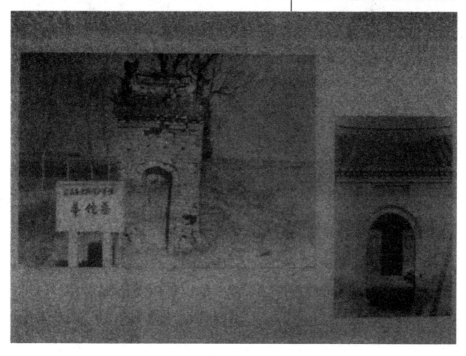

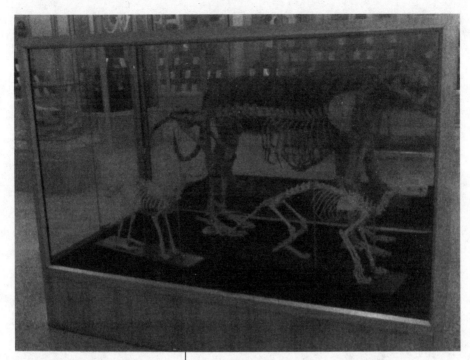

国家一级保护动物云豹骨架

皮肤和白眼仁发黄，说明为肝胆湿热；胁肋疼痛，咳嗽牵引胁肋部疼痛，肋间胀满，说明有水饮停在胁肋部。

胃痛：胃部冷痛拘挛，得热疼痛减轻，说明胃实寒；胃部隐隐疼痛，按着一点觉得舒服，呕吐清水，说明胃虚寒；胃部有烧灼样疼痛，食欲好食量大，口臭，大便两天或两天以上一次，说明胃热；胃部胀痛，不爱吃饭，打嗝时有食物腐败的气味，说明已经伤食；胃与胁肋部胀痛，叹气长出气后感觉舒服，说明肝气犯胃；胃部刺痛，疼痛部位固定，说明胃有瘀血；胃部不舒服，饿但吃不下东西，说明胃阴不足。

腹痛：小肚子刺痛说明有瘀血；小肚子冷痛拘挛，牵引外阴部疼痛，说明肝经有寒。

聊耳目

耳：突然发作的病人自己感觉耳内鸣响，声音像打雷声，说明为实证，可能为肝胆火盛、肝阳上亢、或痰火壅结、气血瘀阻等；逐渐发展起来的耳鸣，声音细小如蝉鸣，按一下可以缓解，或听力逐渐减退，说明为虚证，可能由于肾精亏虚，或脾气亏虚，肝阴不足，肝血不足；病人自己感觉听力减退，听不清楚，逐渐发病，说明肾精亏虚，如果突然发病说明有痰湿

仿单

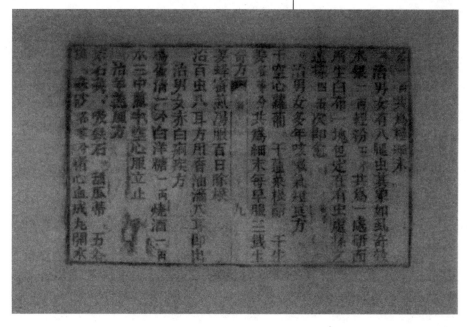

或被风邪侵袭。

目：病人自觉两个眼睛很痒，同时有怕光、流眼泪、眼珠感觉热的表现，说明是实证，为肝火盛或感受风热；眼睛微痒，揉拭可以减轻，说明为血虚；眼睛剧烈疼痛，难以忍受，脸红眼睛红，说明肝火太盛；眼睛红肿疼痛，怕光，眼屎多，说明为风热；眼睛轻微疼痛，偶尔疼痛偶尔停止，两眼干涩，说明阴虚火旺；两个眼睛昏花干涩，看不清东西，说明为久病体虚或老人肝肾亏虚；一到黄昏视力明显减退，天亮如常，属肝虚。

聊睡眠状况

失眠：病人经常不易入睡，或入睡后

唐代石药锅

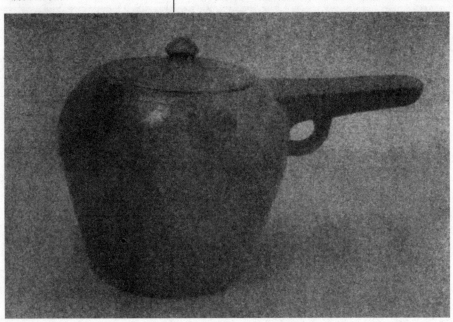

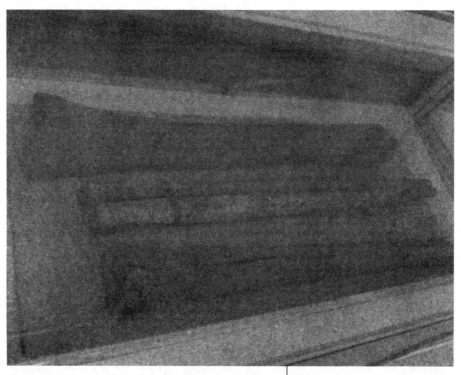

容易醒，醒后难以入睡，或时时惊醒，睡不安宁，甚至彻夜不能入睡，都叫做失眠；病人心慌，失眠，同时有食欲差，食量小，脸色缺乏光泽的表现，说明为心脾都虚；心烦，失眠，同时伴有下午低烧，入睡后出汗，醒则汗止，腰部膝部酸软无力的表现，说明心肾不交；失眠，同时有胸闷，容易叹气，容易害怕，口苦，恶心的表现，说明胆郁有痰湿；失眠，同时有胃胀不舒服，打嗝的表现，说明食物滞留胃肠。

嗜睡：病人精神疲倦，睡意频频，经

常不经意地入睡即为嗜睡；精神疲惫，头昏沉胃胀，食欲差，食量小，身体沉重，说明脾有痰湿；精神疲惫，一副要睡觉的样子，怕冷，喜欢佝偻成一个团那样躺着，说明心肾阳虚；精神疲惫，嗜睡，身体热夜晚加重，半睡半醒并且说胡话，说明热入心包，热盛神志不清；饭后精神疲惫困倦易睡，形体消瘦，食欲差，食量小，浑身没劲，说明脾胃气虚。

聊饮食口味

口渴与饮水情况：口不渴，说明津液尚未受到损伤；秋季出现口渴，嗓子干，鼻燥唇干的表现，说明干燥伤津液；

胡庆余堂的金铲银锅（上）
杭州胡庆余堂全景（下）

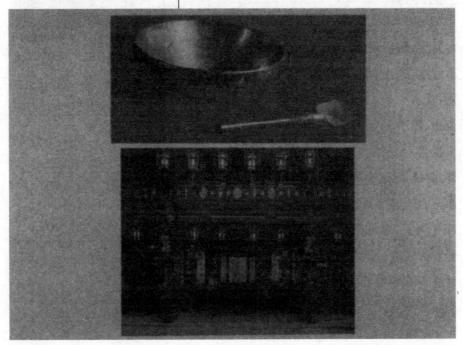

口很渴，喜欢喝冷饮，高烧（39℃以上），出很多汗，说明体内有实热，津液大伤；口渴饮水量多，小便量多，食欲好，食量大，体重减轻，说明为消渴病（糖尿病）；口渴，饮水量不多，同时有低烧，舌苔黄腻，说明有湿热；口渴，喜欢喝热水，但饮水量不多，或喝完水后就吐，说明体内有痰湿；口干，只想漱口不想喝水，同时脸色黑缺乏光泽，皮肤干，说明有瘀血。

食欲与食量情况：食欲减退，食量减少，体重减轻，肚子胀，大便稀，舌头淡白，说明脾胃虚弱；食欲差，食量小，

中医药材鸡血藤

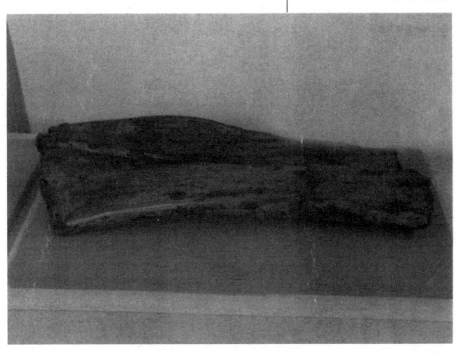

胃胀，精神困乏，身体沉重，舌苔黏腻，说明体内有湿气；食欲差，食量小，胃胀，打嗝有食物腐坏的味道，说明食积胃肠；不爱吃油腻的食物，胁肋部灼热胀痛，口苦恶心，说明肝胆湿热；食欲好，食量大，容易饿，但大便稀，说明胃功能好，脾功能弱；食欲好，食量大，容易饿，口臭，大便干，说明胃火盛；病人有饥饿的感觉，但不想吃饭，胃里感觉热，舌头红，舌苔少，说明胃阴不足；爱喝酒吃肉，体内多痰湿；爱吃辣的，体内容易有火；爱吃生冷的食物饮品容易伤脾胃；妊娠期间偏嗜酸辣为正常；小孩子爱吃生米、泥土、煤渣等多为有虫积。

近代部分药物学著作

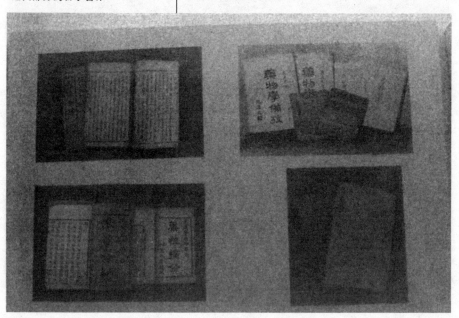

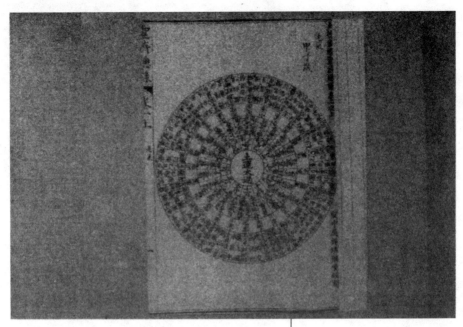

口味：病人自己感觉口中有苦味，多见于心火或肝胆火旺；病人自己感觉口中有甜味，多为脾胃湿热；病人味觉逐渐衰退，口中乏味，甚至没味，多见于脾胃虚弱或寒湿伤到脾胃；病人自己感觉口中黏腻不舒服，多见于体内有湿气；病人自己感觉口中有酸味或泛酸水，甚至能闻到有酸腐的气味，说明为伤食或肝胃有火；病人自己感觉口中有咸味，说明为肾虚或寒证。

聊二便情况

大便：健康人应每日清晨5：00—7：00点之间大便一次，排便顺畅，大便成形，不干燥，黄色，便内无脓血黏液或不消化

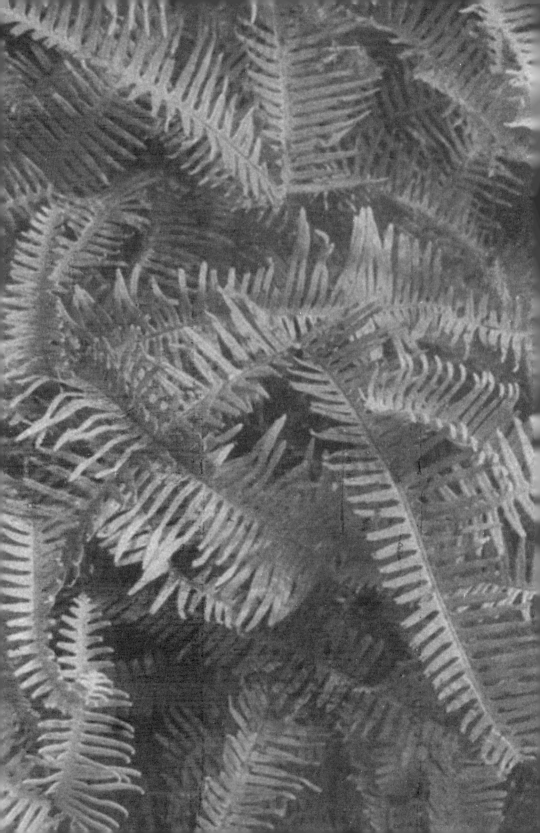

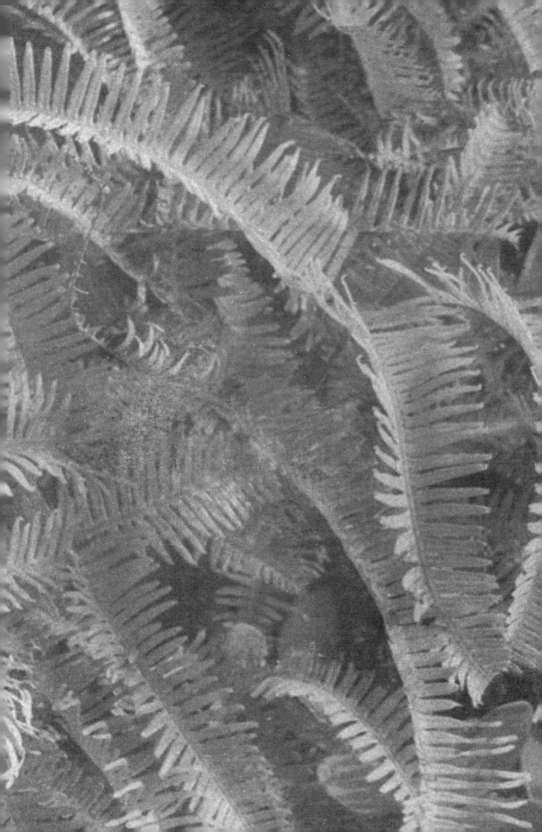

的食物。大便几天一次，腹部胀痛，舌红苔黄燥，说明有实热；大便干，舌红少苔，多为阴虚；面色苍白，喜欢喝热水，大便不通，说明为阳虚便秘；大便水样，而且大便里有不消化的食物，多为脾胃虚寒；黎明前腹泻，为肾虚腹泻；腹痛，腹泻，泻后痛不减，同时有脾气暴躁，容易生气，喜欢叹气的表现，说明肝气郁结影响到脾；腹泻，泻下的便黄而味很臭，或便中带脓血，说明有湿热；厌食，打嗝有腐败食物的味道，腹痛后腹泻急迫，腹泻后疼痛减轻，说明为伤食；大便有时干有时稀，说明肝气郁结影响到脾；一次大便先干后稀，说明脾虚；排便时，肛门有灼热的感觉，

民国老药店仿单木刻版

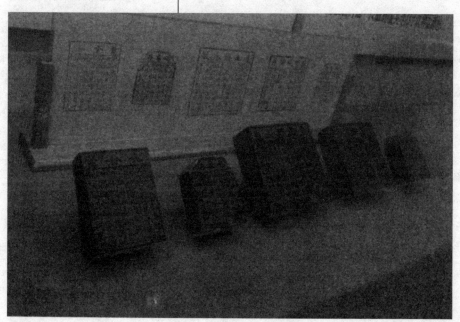

多为大肠湿热；腹部胀痛窘迫，随时有要腹泻的感觉，肛门沉重往下坠，大便排出后也感觉像没排干净似的，说明为痢疾；长时间腹泻不痊愈，大便不能控制，随时从肛门滑出，说明为脾肾阳虚，肛门失去约束。

　　小便：小便次数多，尿急，撒尿时尿道疼痛，每次量少，小便黄，说明膀胱湿热；长时间的小便次数多，夜间明显，多因肾阳虚或肾气不足或见于老年人；小便清长量多，多为虚寒证；小便量少色黄为实热证，小便淋漓而出，尿道涩痛或刺痛，说明为淋证；小便点滴而出或小便不通，为癃闭病；尿少浮肿为水肿病。

民国葫芦形盒

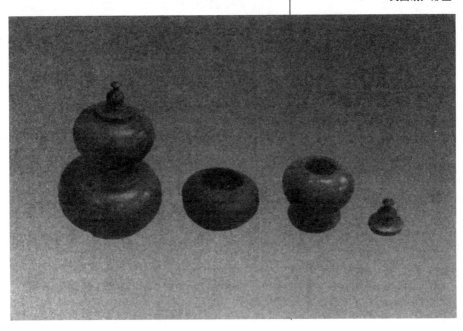

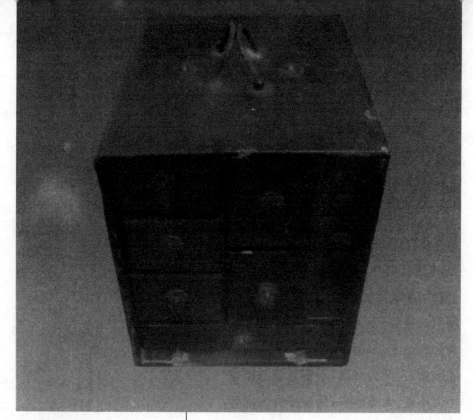

民国时医生使用的药箱

聊月经白带情况

　　月经：正常月经周期为 28 天左右，行经天数为 3—5 天，经量适中（一般为 50-100ml，经血颜色鲜红无血块，质地不稠不稀。女子正常 14 岁左右月经初潮，49 岁左右绝经。

　　连续两个月经周期以上出现月经提前一周以上或一个月两次，为月经先期，经色深红，质地粘稠，量多，说明有实热，经色淡红，质地稀，量多，说明气虚。

　　月经错后七天以上，或两个月一次，

甚至间隔时间更长，这样的情况连续两个月经周期以上的，为月经后期，经色淡红，质稀量少，说明血虚；经血色紫暗有血块，量少，说明寒凝血瘀；经血色淡红，质地稠量少，说明有痰湿。

月经偶尔提前偶尔错后，为月经先后不定期，经血颜色紫红，有血块，量少，同时有胸胁肋部胀闷的表现，说明为肝气郁结，经血颜色淡红，质地稀，量时多时少，说明脾肾虚损。

行经期或行经前后腰腹痛，并伴随月经周期性发作；行经前小肚子胀痛，经后疼痛减轻，说明为实证；月经后小肚子隐隐作痛，同时有腰部酸痛的表现，说明为

民国颐龄堂药罐

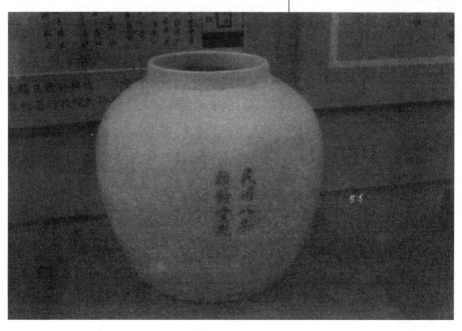

聊天之中有玄机

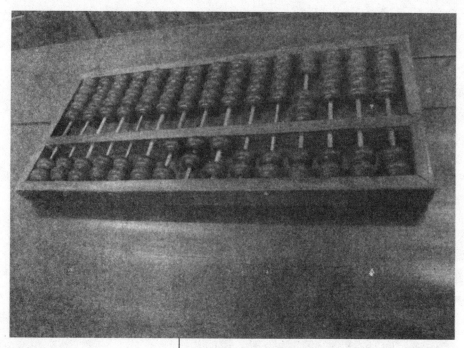

乾德堂的算盘

血虚证；行经期间小肚子冷痛，得温热疼痛减轻，说明为寒证。

妇女在非月经期忽然大下不止，为经崩病；月经淋漓不净，为经漏病；两个病统称崩漏。

带下：带下色白，量多，质稀如涕，淋漓不绝，没有臭味，多为脾肾阳虚或有寒湿；带下黄色，量多，质地黏稠味臭，说明有湿热；带下红色黏稠或红白皆有，略有臭味，多为肝经郁热，或有湿毒。

王好古问病因

元代名医王好古应邀为李良佐的儿子看病，他的儿子受了风寒，王好古把脉发

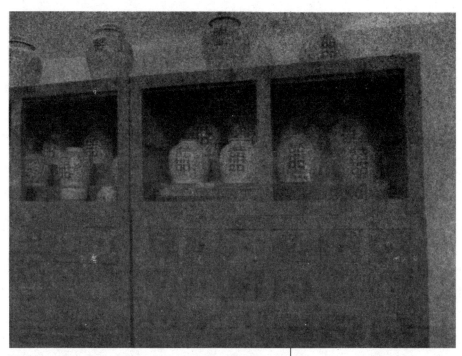

现其两手寸脉和尺脉都浮数，脉搏跳动无力，开了神术加干姜汤。痊愈后，过了一段时间又生病了，王好古见他无精打采，低垂着头，不爱说话，怀疑他房事太过，询问再三，他才说是，于是给他服用大建中汤，痊愈。由此可见，问诊也是非常重要的，一旦遗漏了什么，辨证错误，轻者影响病人的健康，重则害人性命。这就像我们生活中经常吃萝卜，如果恰好气不顺还可以顺顺气，可如果是气虚的病人，应该补气反而被泄气，就会越吃浑身越没劲，如果这个人气虚得已经卧病在床了，急需补气，医生开的方子中有人参大补元气，

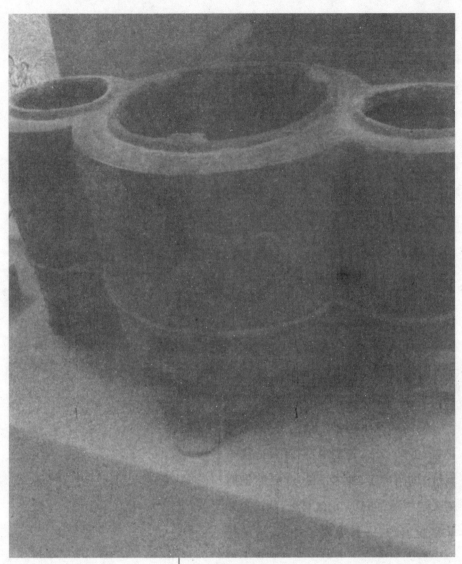

明代太医的院铜药炉

可如果病人吃的这个人参是用萝卜抠的，那这大萝卜可能会让他一命呜呼。所以，望闻问切四诊缺一不可，用四诊搜集全面资料，不可有半点遗漏。

四 脉诊趣谈

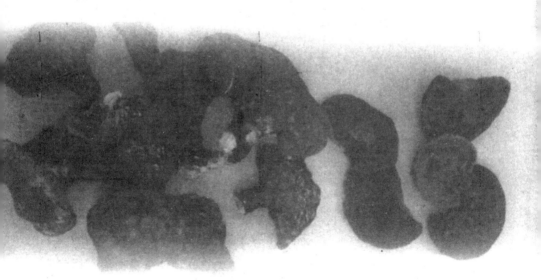

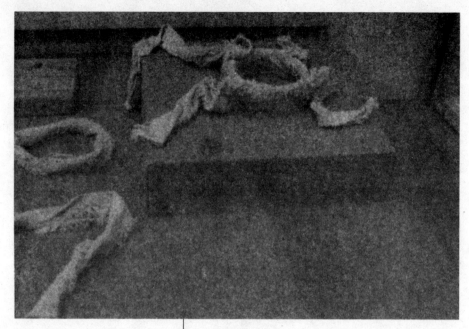

清代抱膝

脉

脉，又叫做血脉，是人体内运行血液、循环流动的器官，全身的气血运行，必须通过经脉作用才能完成。凡经脉所在的地方，就是气血所到的地方，所以经脉不仅是血液流行的通道，而且是与气息（即呼吸时所出入的气，一呼一吸叫做一息）密切相关的。血脉在人体内合理地分布着，它的分布与地面的大小河流很相似，里面直接和心脏配合，外面遍布于皮肤、肌肉之间，使全身血液都得到容纳，从而形成了整个血液循环。

脉气的生成

脉搏之所以能够搏动不休，主要是

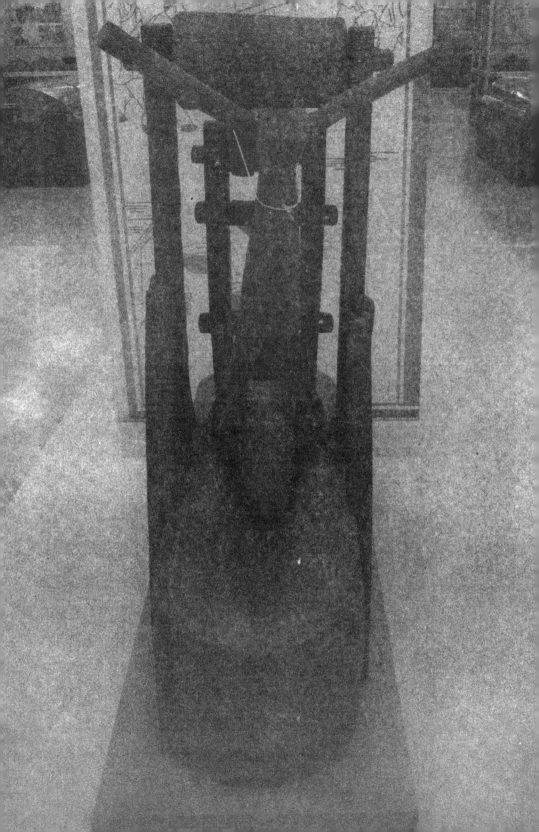

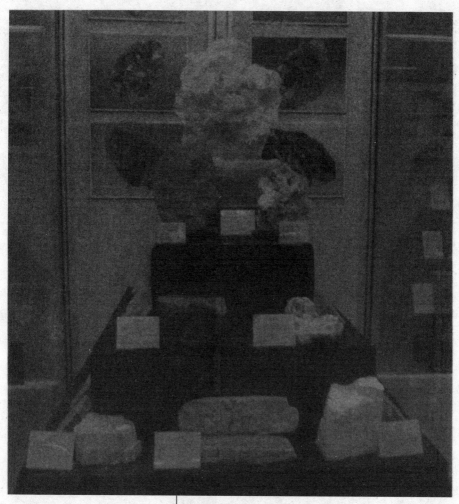

矿石展台

由于"脉气"的存在，"脉气"，可以理解为经脉本身的一种机能，这种机能不仅要获得先天的"肾气"和后天"胃气"的不断供给而存在，还要与营气、卫气互相结合起来，就"脉气"的性质来讲，它属于"阳中之阴气"。因气本来属阳，但脉属阴，它又存在于经脉里面，便决

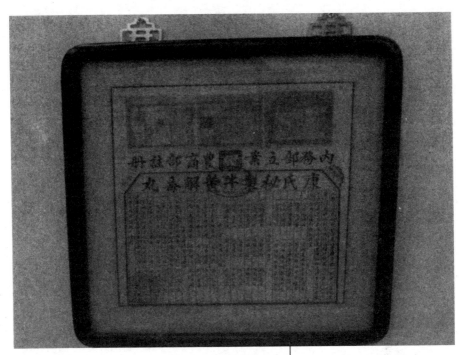

康氏秘制牛黄解毒丸仿单

不是单纯的"阳气"，而有一部分"阴气"在其中了。营气与卫气都产生于脾胃，营气具有化生阴血、营养全身的作用，卫气具有保卫体表的功能。营气是存在于血液里的，所以它和阴血一块在经脉里运行，卫气是阳气的一种，所以它循行于经脉的外边。

把脉部位

开始诊察脉搏的时候，让患者伸出手臂，掌心向上，很自然地平摆着，首先把中指指腹放在手掌后桡骨茎突的位置，这就是"关脉"所在的部位。关部的前方为寸部，属阳；关部的后方为尺部，属阴。取脉时先把中指指腹准确地按在关部，前后两指尖自然地落在寸部和尺部的部位上，这时便可以进行仔细的切按了。有少数人在桡动脉搏动处摸不到脉，却在手臂外侧，即寸口的上方可以摸到脉的搏动，这种脉象叫做"反关脉"，有一只手有反关脉的人，也有双手有反关脉的人，一般属于正常现象，不必惊讶。

三部分主脏腑

脏腑气机的变化，都可以在寸口反映出来，并且各有一定的部位。《难经》认为，左手寸部属心和小肠，关部属肝胆，尺部属肾和膀胱；右手寸部属肺和大肠，

中草药种植

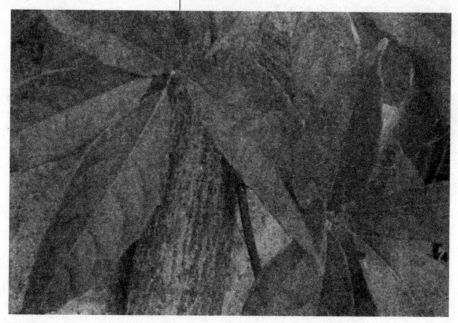

关部属脾胃，尺部属肾和命门。王叔和著的《脉经》里的分部，认为左手寸部叫"人迎"，凡属外感表症都在这里诊察；右手寸部叫"气口"，凡属内伤里症都在这里诊察，后世医家因得不到验证，对这种说法多不赞同，因此这里只作参考。《内经》里称喉结两旁的动脉为"人迎"，左右手三部脉都叫"气口"，这是古人从全身角度诊脉的方法之一。《脉经》还把两手"尺部"叫做神门，专门在这里诊察肾阴肾阳的变化。肾阴肾阳强，说明身体健壮；肾阴肾阳弱，说明身体虚弱。如果两手尺部的脉都没有了，说明肾阴肾阳十分衰竭，是病情严重的表现。

金毛狗脊

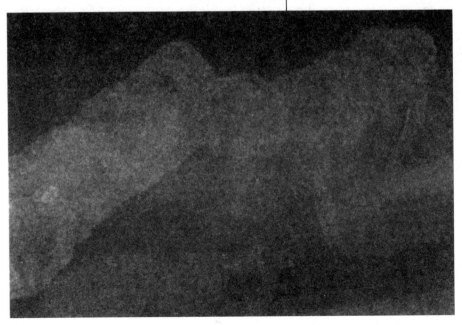

男女脉象的差异

男性属阳，女性属阴，阴阳各有盛衰，反映在左右两手的脉搏也略有差异。左为阳，右为阴，男子阳气偏盛，所以左手脉稍大为正常，女子阴血偏盛，所以右手脉稍大为好，再把寸部和尺部相互比较，寸为阳，尺为阴，男子阳气偏盛，应当寸脉比尺脉盛为正常；女子阴血偏盛，当以尺脉偏盛寸脉弱为正常，如果和上述脉象不同，说明有了病变。《难经》云："男得女脉为不足，病在内；左得之病在左，右得之病在右，随脉言之也。女得男脉为过，病在四肢；左得之病在左，右得之病在右，随脉言之，此之谓也。"是说男性出现寸

中医药材降香

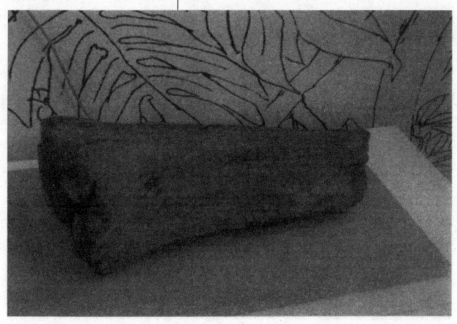

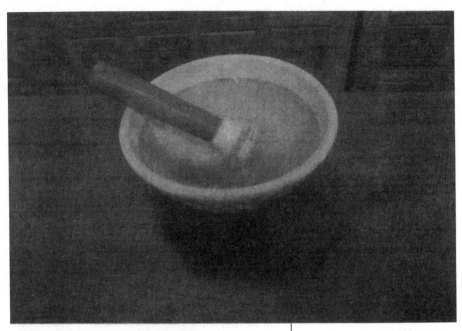

乾德堂的捣药的用具

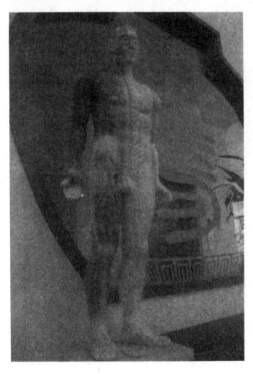

人体经脉、穴位模型

脉弱尺脉盛的女脉，为阳气不足，左手脉出现这种情况说明病在左侧，右手脉出现这种情况说明病在右侧；女性出现寸脉盛尺脉弱的男脉，为阳盛有余，病在四肢，左手脉出现这种情况说明病在左侧，也就是说根据脉象来判断疾病的位置，这就是男女反常脉象的发病情况。

正常脉象

正常人的脉象在《内经》里称为平脉。我们经常说平衡，平就是衡的意思，不高不低，不胖不瘦，不浮不沉，不快不慢，不急不缓，不软不硬，不卑不亢，不满不亏，这就是平，这就是人健康的真理所在。处事要有平常心，得到荣誉

中国中药材专业市场分布图

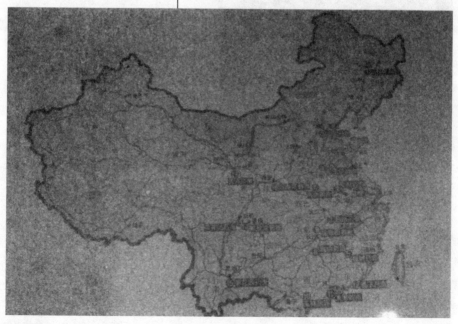

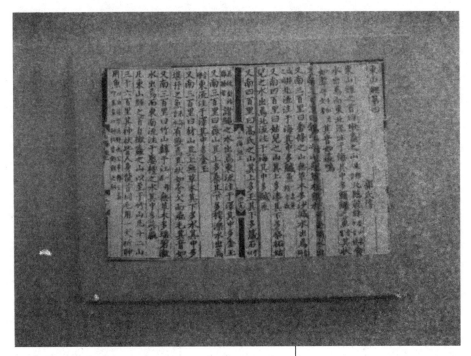

不骄躁，遇到侮辱不愤怒，这就是《老子》所说的宠辱不惊，骄躁和愤怒的情绪都会影响到气血的运行，影响了气血的运行就会影响脏腑的功能，影响了脏腑的功能自然就影响了健康。之所以说平衡是人健康的真理，是因为不平衡就失衡了，气血运行的变化造成了人体脏腑阴阳的平衡，影响了脏腑阴阳的平衡，脏腑功能出现了问题，自然出现相应的不舒服的表现，即失去了健康。

正常人脉象应该是不浮不沉，不大不小，从容和缓，柔和有力，不快不慢，一直按一个节律搏动，尺脉沉取有一定的力

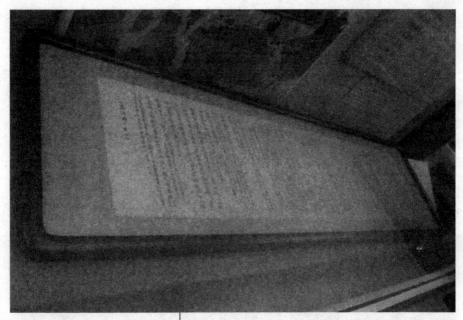

《唐六典》卷十四

量，并且随生理活动和外界环境的变化也有相应的生理性变化。《三指禅》有诗形容平脉：

> 四至调和百脉通，浑涵元气此身中。
>
> 消融宿疾千般苦，保合先天一点红。
>
> 露颗圆匀宜夜月，柳条摇曳趁春风。
>
> 欲求极好为权度，缓字医家第一功。

正常人的脉象应该有胃、神、根。胃指胃气，脾胃为气血生化的来源，脾胃为后天之本，本指树木的根部，如果脾胃出现了问题就相当于树木的根部出现了问题，如果树木的根坏了，这棵树还能好吗？脉象上也要有胃气，有胃气的脉不浮不沉，不快不慢，从容和缓，

按同一个节律搏动。再看看神，我们经
常说这小伙子真精神，那个美女长着一
双水灵灵的大眼睛，炯炯有神，都是形
容这个人的状态非常好，说明有神非常
重要。脉象也要有神，有神才能柔和有
力。最后说说根，根指的是像树根一样
的人的根本。我们看武侠小说里的打斗
之后经常会听到元气大伤的说法，这个
元气的根本就在肾，藏着元阴元阳，是
人体活动繁衍后代的根本，肾中精气的
充盈程度，反映到脉象上，主要在寸口
的尺脉反映出来。尺部沉取有力，就是
脉象有根，疾病就轻，好转的速度就快；
脉象无根，疾病就重，好转就慢。

《天工开物》插图

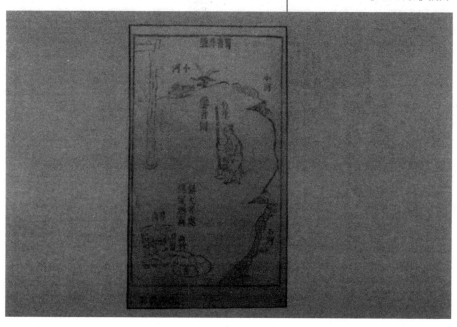

四季对正常脉象的影响

　　一年四季的气候变化，对人体有一定的影响。人体的生理机能为了适应它，必然要随时进行调节以维持健康，这种全身调节会使脉搏产生一定的变化。春季阳气逐渐上升，脉搏相应的张力较强，出现弦脉。弦脉的特点一是长而挺直，很像摸着琴弦一样，并且很稳重地搏动，不会轻易改变；二是张力较大，按弦脉如同拉弓或按琴弦。夏季气候炎热，脉搏相应地来去充沛且出现洪脉。洪脉在指下的感觉极其粗大，洪脉的搏动，不仅来的时候显得势极充盛，去的时候也是缓缓减弱，要在较长的时间内才能消

《天工开物》插图

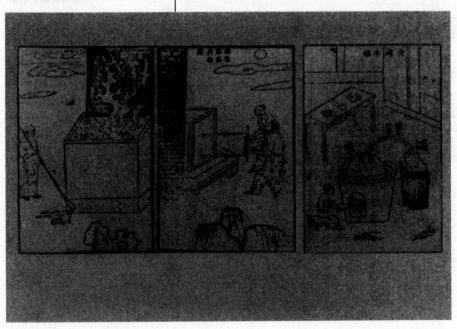

失，指下触到的时候，总有一种极其盛大的感觉，洪脉见于夏季属合乎季节，如果见于春秋冬季，说明此人阳热亢盛。秋季阳气逐渐衰退，脉搏相应地清虚浮软而出现浮脉。冬季气候寒冷，脉搏相应地沉而有力。在相应的季节出现相应的脉象，并且从容和缓，节律一致，说明脉象正常，身体健康。

脉搏能告诉我们什么

小小的脉搏，它能告诉我们什么呢？让我们来共同感受一下，把你右手的食指、中指、无名指的指腹放在左手的桡动脉部位，这时注意一下你的力度，是轻轻一按就能摸到还是需要用力按才能

《洗冤录集证》

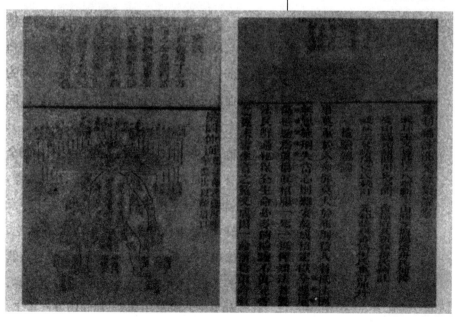

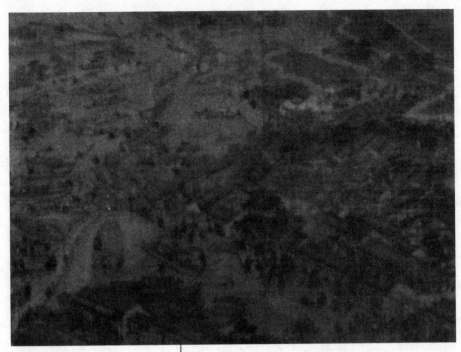

《徐杨盛世滋生图》

摸到？这就是脉搏告诉我们的第一个信息，脉的位置是深是浅，摸到脉搏之后，马上就能感觉到脉搏的快慢和强弱。脉搏跳得快的可能是这个人体内的血液不足，每个细胞得不到充足营养，向大脑发出信号，但由于血量本身不足，只能让心脏快点蹦，把少量的血液蹦到全身，可是在这个过程中心脏也需要营养，就像蜜蜂采蜜一样，它自己也要吃一点蜂蜜，如果让蜜蜂把采来的蜜都给人吃，蜜蜂不吃或吃不饱，渐渐地蜜蜂就会营养不良了，生病了。我们的心脏也一样，如果把心脏累出病来，那问题就严重了，

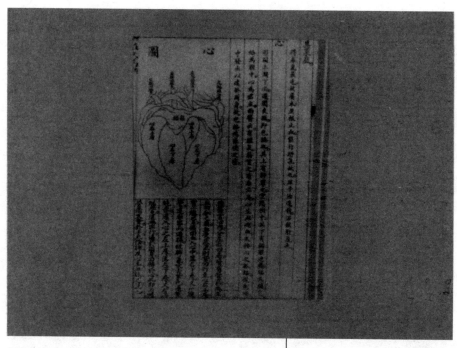

所以亏气亏血的时候一定要调养，不可不注意。脉搏快还有可能是体内有热使血液循环加快，脉搏慢可能是体内有寒，使血液循环减慢，或是运动员体质心脏的一次输出血量多，所以搏动次数减少。从脉搏跳动的有力与无力，我们可以测知病人气足与气亏。第三，看我们摸到脉搏之后能否感受到行云流水一般的一定节律。节律性一旦出现问题说明心脏的问题严重了。脉搏是血管壁的搏动形成的，血管壁是否会给我们一种质地感觉呢？会！仔细体会一下，你摸到的脉搏是不是有柔和松软或是僵硬紧绷的感

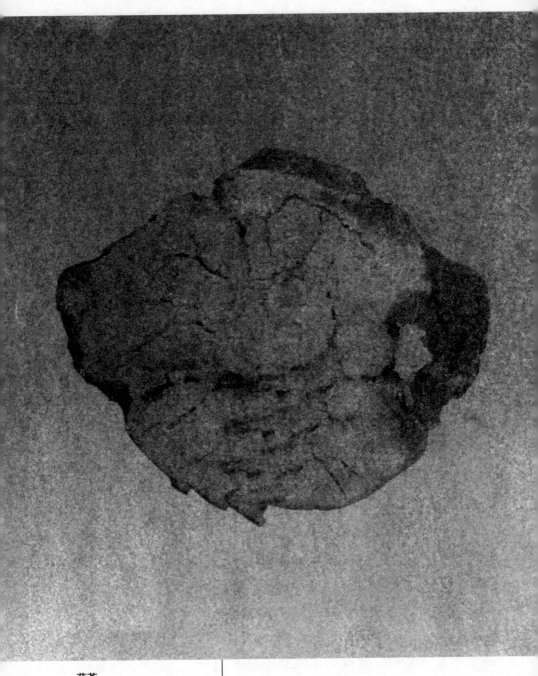

茯苓

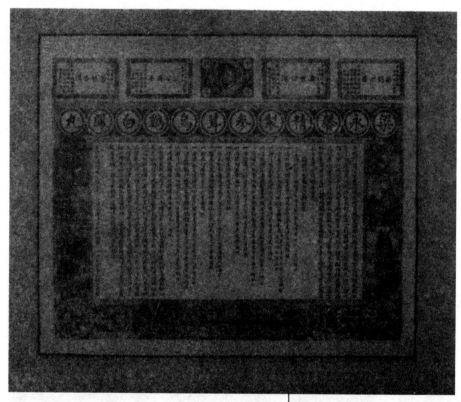

梁永馨精制参茸乌鸡白凤丸仿单

觉？这就是脉搏给我们的第四个信息：血管壁的弹性和紧张度。你摸到的脉搏是不是有一定的粗细？比如说像电线一般粗还是像丝线一样细？由此我们可以了解脉的粗细，也就是血液在脉管中的充盈度，除此之外你还能感觉到什么？能不能感觉到自己脉搏跳动的流畅程度，是滑利流畅还是顿涩不畅？也就是脉搏的流畅度，通过上面的体会你是否对把脉有了全新的了解？原来，脉搏可以提供给我们这么多信息。

血管壁的弹性好，紧张度低，脉搏就柔和；而血管壁弹性差，紧张度高，脉搏就僵硬。

粗细：血液充足，脉搏形状就粗大，血液不足，脉管不能充分扩张而回缩，脉搏就细小。除此之外，还可反映人体津液是否充足。

血液对血管的冲击力大，脉搏就容易摸到，冲击力小，脉搏就需要重按才能摸到，就会感觉位置比较深。

血液黏滞度的大小是造成脉搏通畅程度的主要原因，血液黏滞度大，则血液流动时受到的阻力就大，血液流动就会缓慢，而且涩滞；血液黏滞度小，则

蒙药勺

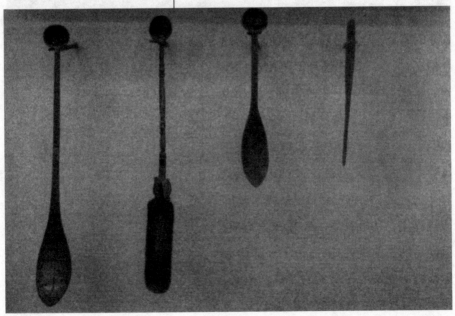

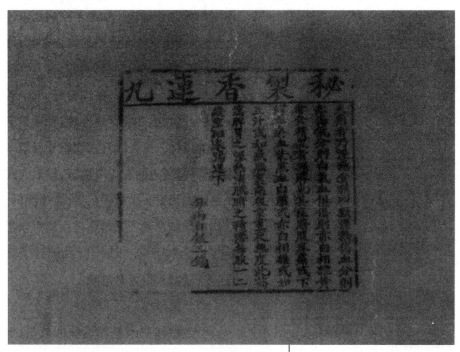

血液流动受到的阻力就小，血液流动速度快且流畅。

血液中杂质（痰浊，瘀血）多，血液运行的阻力就会增加，流动速度就会减慢。

由此可见，脉搏可以告诉我们人体的内在平衡状态如何，而不是具体的病。具体的病需要医生通过对望闻问切搜集来的所有资料进行分析，四诊合参，在中医学理论的指导下综合分析四诊搜集来的资料，对疾病作出判断。诊断出什么病之后还要根据四诊资料分析综合，对疾病的当前病位与病性本质作出判断，找到病因。

知道了疾病是由什么原因导致的，什么性质的病位在哪，什么病才能彻底解除病痛，如同古人打仗要了解敌人是谁，脾气秉性喜好，战争的缘由，知己知彼才能百战百胜。如果只看敌人的位置，见人就打，那就是有勇无谋，也许被敌人的表象所蒙蔽，被敌人声东击西。如果医生头痛医头，脚痛医脚，让病根继续发展壮大就是被疾病声东击西了，等到疾病危重时，就如同打了败仗，虽已醒悟，但为时已晚。

悬丝诊脉

《西游记》里有悬丝诊脉的故事，

民国时期药罐

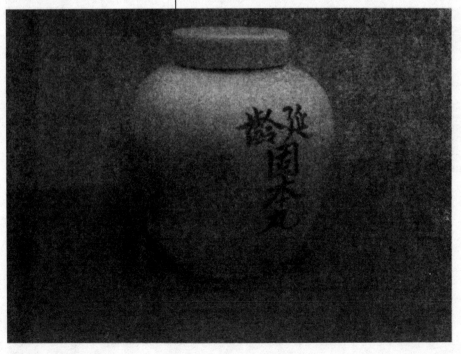

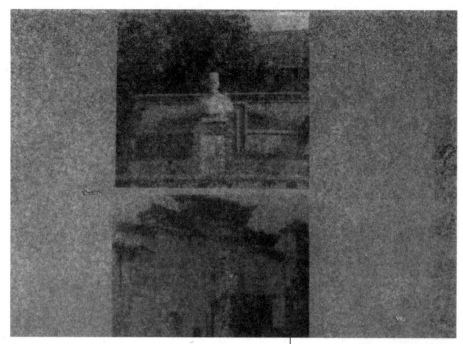

那历史上是否真有悬丝诊脉的实例呢？悬丝真的能诊脉吗？借用京城已故名医施今墨的一句话，"悬丝诊脉"亦真亦假，说它真是因为真有这么一回事，说它假是因为这纯属是一种形式。上海中医药大学医史博物馆内，至今保存着一张陈御医为慈禧太后悬丝诊脉的照片。据说，那次慈禧患病，陈御医在既看不见她的神色，又不敢询问太后详细病情的情况下，隔着帷帐用红纱线牵着脉切了脉，并小心翼翼地开了三贴消食健脾的药方，慈禧服后果然见效，赐他"妙手回春"金匾一块。过了许多年后，陈御医隐居

李时珍陵园和元妙观

李时珍像

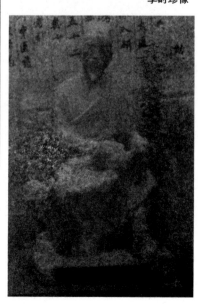

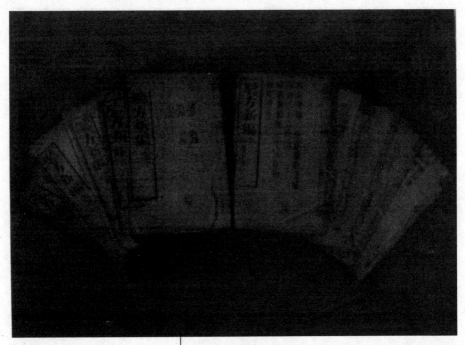

近代《验方新编》

后才透露了当时的真相，当他得知要为慈禧看病的消息后，用重金贿赂了内侍和宫女，得知慈禧是由于食螺肉而引起消化不良，由此拟出方子，可见悬丝诊脉完全是子虚乌有，只是医者受缚于封建礼教，被迫施展的一种手段而已。

诸脉形态及主病

浮脉：浮脉的脉象，手指轻轻地按上，便觉得搏动有力，稍稍用力一按，就显得没有力量了，打个比方，轻按浮脉的感觉，就好像微风吹动鸟背上的羽毛一样，舒缓而轻微地搏动着，又像摸到轻柔软和的榆树钱一样，又像感觉到木块浮在水面上那样的轻浮，又像按在葱管上，表面似乎有劲，里面却很虚软。摸浮脉，在肌肉的浅层便能摸到它的搏动，这种脉在秋天见到，是身体健康的表现，如果久病而出现浮脉，就要引起重视了，可能是阳气虚浮，不能内守虚阳而外越（回光返照）的表现。

浮脉是人体阳气亢奋的征象，最常见于外感而病在体表的时候。浮脉往往不单独出现，浮而兼迟兼紧，多为风寒，浮缓自汗，多为风热。风热病的浮脉，浮而有力；如果脉浮但搏动无力，那就属于血虚了，寸脉出现浮脉，为风邪在上部，出现头痛，目眩以及风热痰浊积聚在胸膈上焦

《黄帝内经灵枢》

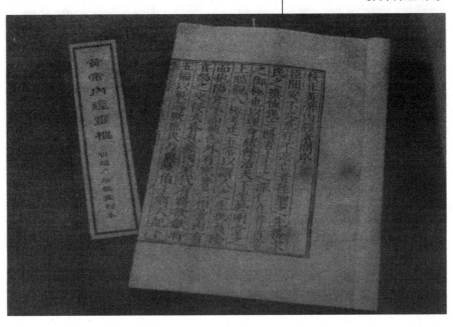

的疾病；脾气虚弱，肝气旺盛等中焦疾病，关部多出现浮脉；大小便不通利等下焦的疾病，尺部出现浮脉。

沉脉：摸沉脉时需要加大手指的力度，用力按才能摸到搏动。沉脉的脉象，就像棉絮里裹着沙子，外表好像柔和，里面却是刚劲有力。因为沉脉出现在较深的部位，就像投到水里的石头一样，必须摸到水底才能摸到。冬季出现沉脉，和缓均匀为正常脉象。

阴经水气盛，甚至水饮在体内潴留时，多出现沉脉。如果脉沉而快，说明体内有热；如果脉沉而慢，说明体内有寒；如果脉沉而且手下有珠子在盘里滚动的感觉，

根类中草药

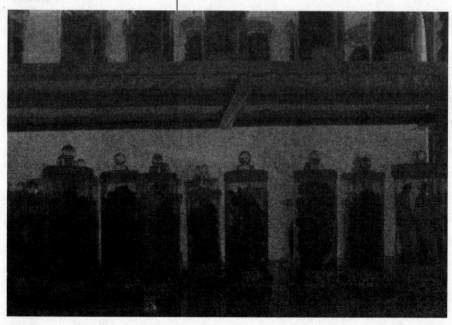

说明体内有痰湿。

寸部脉沉，常见于胸膈间有痰饮；关部脉沉，常见于中焦有寒，经络不通而疼痛；尺部脉沉，常见于遗尿，腹泻，痢疾以及肾虚腰痛。

沉脉和浮脉相反，浮脉用力按时搏动减弱，沉脉指力太轻就摸不到。

迟脉：迟脉的搏动，在一呼一吸之间仅有三次。它之所以搏动得这样迟缓，主要是由于阳气虚弱，不耐寒冷，或者气血不足的虚寒病变造成的。同样是迟脉，还须从浮沉两个方面进行分析。脉浮而迟，说明寒邪在表；脉沉而迟，说明寒邪在里。要想消除寒气，需要增强

傣医技艺记载在贝叶上

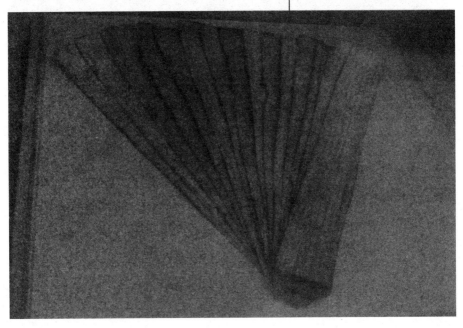

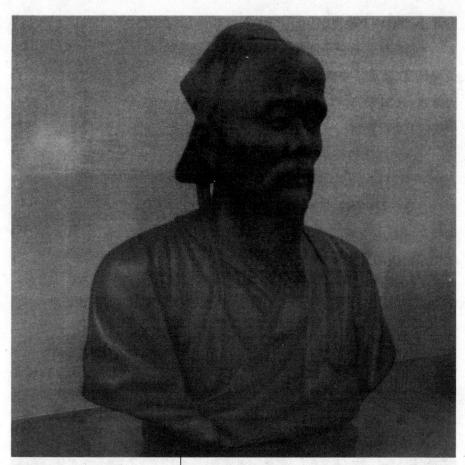

华佗塑像

自身的阳气。

迟脉出现一般都属于五脏阳气不足的病变，比如脾阳虚的手脚凉。寸脉迟说明上焦心胸部有寒，关部脉迟说明中焦脾胃有寒，尺部脉迟说明肾阳不足。

数脉：一呼一吸之间脉搏跳动六次，说明脉搏跳动的速度很快，这是由于阳热太盛，阴液亏虚造成的，就像火太旺，锅里的水就会烧干，可人不会等到烧干才有反应，一般阴液消耗得多了，体内相对不足了，我们就会口渴想喝水，如果口渴时间长了找不到水补充，就会出现燥热，心烦甚至发狂的表现。脉浮而快说明为表热；脉沉而数说明为里热；脉数而有力说明为实热；脉数而无力说明为虚热。只有儿童比成年人快是正常的，不能当成有病来看待。

出现数脉说明体内有热，如果脉数而有力，说明为实热，可以泻火；如果脉数而无力，说明为虚热，应当温补。一定要注意分辨，万万不可让实者更实，虚者更虚！

左手寸脉数，说明心火盛，一般会出

乾德堂木刻字画

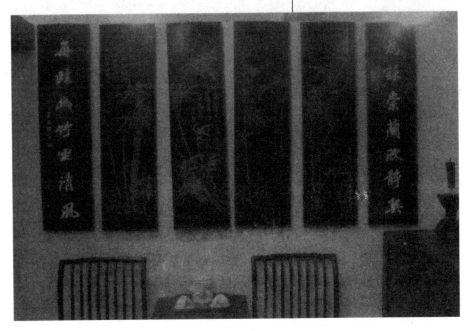

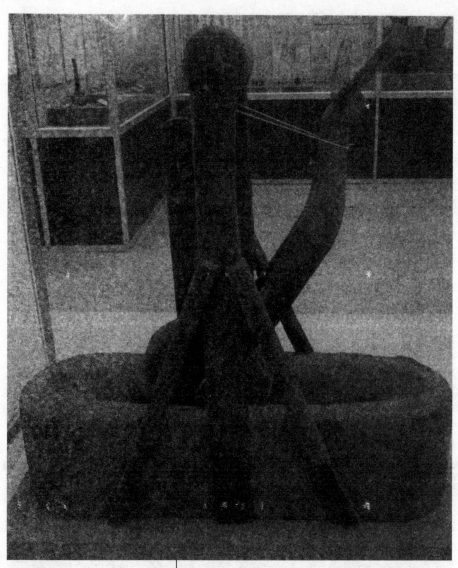

清代石药碾

现咽喉肿痛，口舌生疮的表现；右手寸脉数，说明肺中有热，一般会出现咳嗽吐黄痰；如果左手关脉数，说明肝火盛；如果右手关脉数，说明胃火盛；如果两手尺脉数，说明肾阴不足，阴虚火旺。

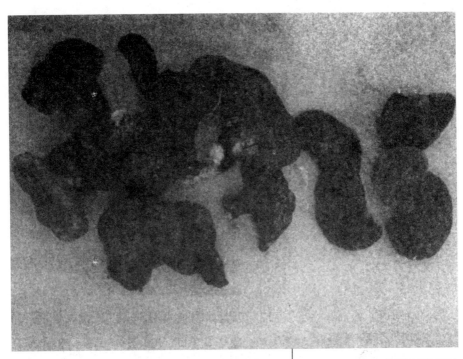

松杉灵芝和桑黄

　　滑脉：滑脉的感觉，很像一颗圆珠子在手指下转动一样，持续不断，滑脉不是跳动得快，只是手下有走珠的感觉。妇女没有疾病，月经迟迟不来，如果出现滑脉，那一定是有身孕了；还有月经前后也会出现滑脉；肥胖的人，体内有痰湿，多出现滑脉。

　　涩脉：涩脉，细小而短；搏动极不顺畅，甚至有时一呼一吸之间跳三下，有时一呼一吸之间跳五下，就像用轻刀刮竹子的感觉，像生病的蚕吃桑叶的感觉。

　　造成涩脉的主要原因是由于血虚，精

液损伤的结果。所以严重的反胃，以及大汗伤津亡阳以后，往往能见到涩脉。如果妇女有孕而出现涩脉，说明血虚不足以养胎；如果没有身孕而出现涩脉，说明经血亏虚，难以受孕。心血虚而出现胸部疼痛的，寸脉多见涩脉；脾胃虚弱，两胁部气滞胀满的，关脉多见涩脉；下焦精血两伤，尺部多见涩脉。

虚脉：虚脉浮大而软，搏动迟缓，轻按时觉得大而迟缓，稍稍用力按显得松软无力，甚至还有一种极度空虚的感觉。虚脉和芤脉都有浮大的现象，但两种脉象毕竟不同，不能混为一谈。虚脉，越用力按越是显得软弱，芤脉虽浮大，却像捻葱那

孙思邈故里

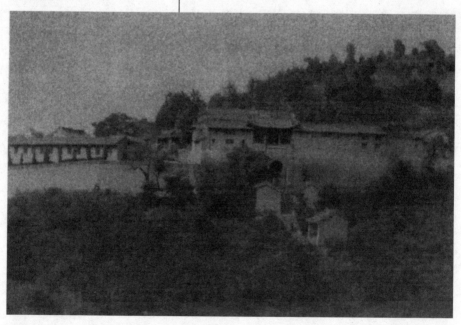

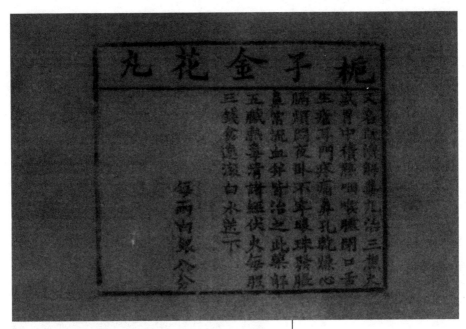

样边实中空。

　　虚脉的出现，主要是由于正气亏损，也就是自身免疫力降低所致。比如阳气不足的自汗，心血亏虚的心悸，都是正气亏虚造成的。

　　实脉：实脉的形状，无论是浮部轻取，或是重按到沉部，都有大而且长的状态，并感到坚实而强劲有力。出现这种脉象说明有实证，多见于阳热盛。

　　长脉：长脉的脉象，不大不小，它的搏动，虽长但具有一种柔和安定的状态，就像手持长竿末梢的感觉，长脉往往是超过了寸尺的部位，但它却没有弦脉的紧张感觉。如果脉长而且像拉紧的　　长绳那

中草药展柜

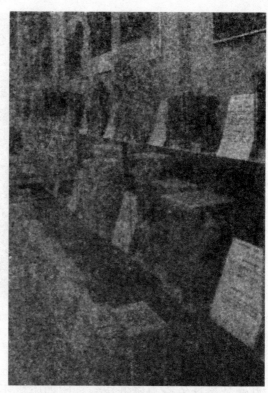

中草药材

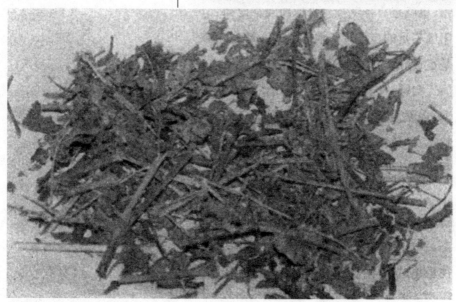

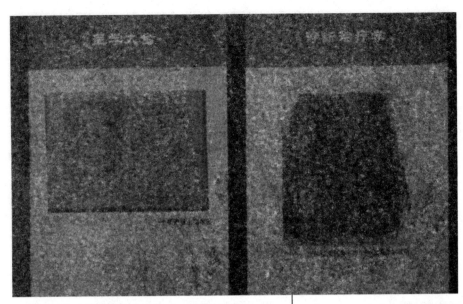

样紧张，说明阳热很盛。

短脉：短脉与长脉相反，有一种短缩的感觉，不是寸部摸不到就是尺部摸不到，说明气血虚损。

洪脉：洪脉的手下感觉极其粗大，就好像壮阔的波澜，它的搏动，不仅来的时候极其充盛，去势也是逐渐减弱的，这种脉出现在夏季是合乎时令的。如果在春、秋、冬几个季节里出现洪脉，说明阳热很盛。

微脉：微脉极细又极软，稍用力按，就像快要断的细丝一样，这时脉的搏动是隐隐约约的、似有似无的。微脉与细脉不同，微脉指下似有似无，模糊难辨；细脉稍微大一些，虽然细，但能明显摸到，

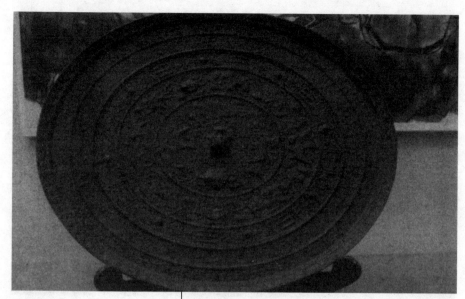

铜镜（复制品）

微脉说明阳气衰竭，细脉是由于血虚。气血两亏，阳气虚少的人，必然要出现微脉。

紧脉：紧脉形如按紧绷的绳索，紧张而有力，紧脉和弦脉类似，血管的弹性都要差一些。寒邪侵袭人体，或气血凝滞的腹痛，或经脉紧缩的痛都可能出现紧脉。

弦脉：弦脉有两个特点，一是挺直而长的形象，并且极其稳重地搏动，不会轻易地变换。二是张力较大。就像拉紧的弓。出现弦脉主要是由于肝气亢盛，木旺克土（就像大树的根紧紧地抓住土地，不让土壤流失并且汲取土地的营养），就会影响脾胃的消化吸收，生活中人生气了就不爱

铜人名堂之图近景

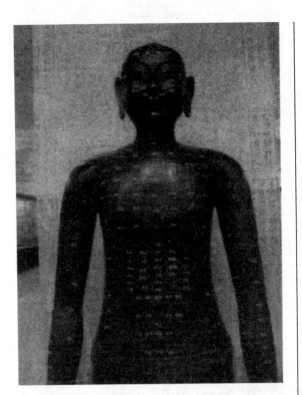

天喜堂仿单

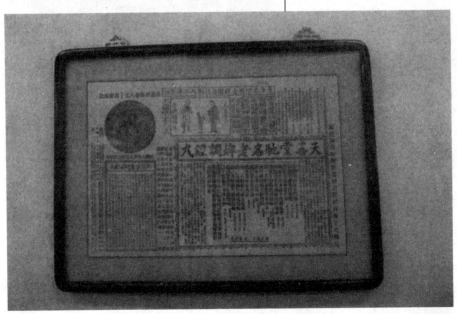

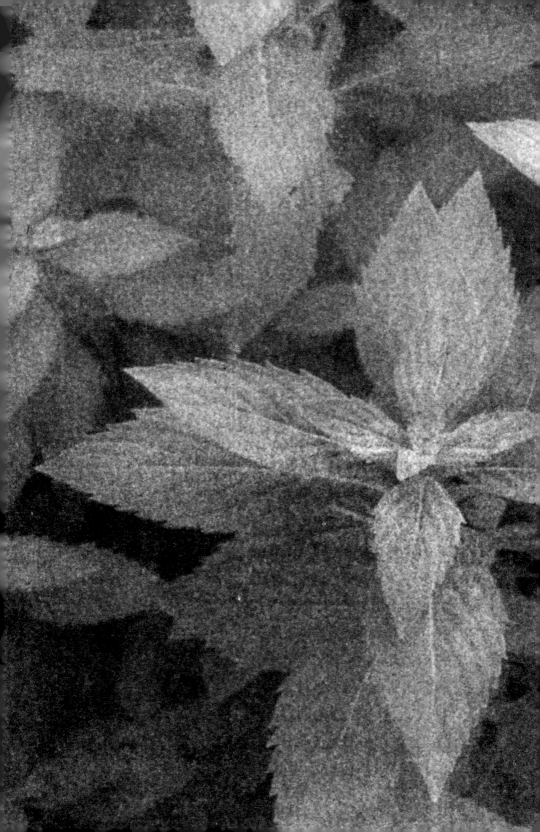

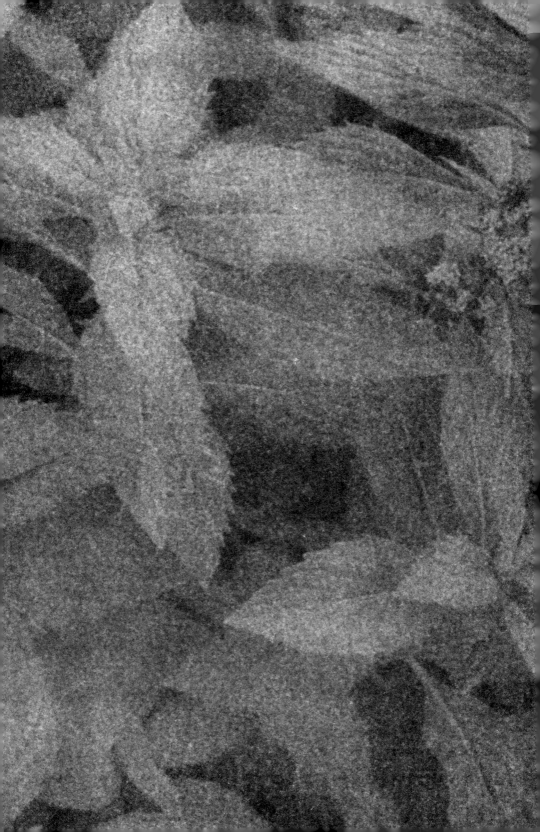

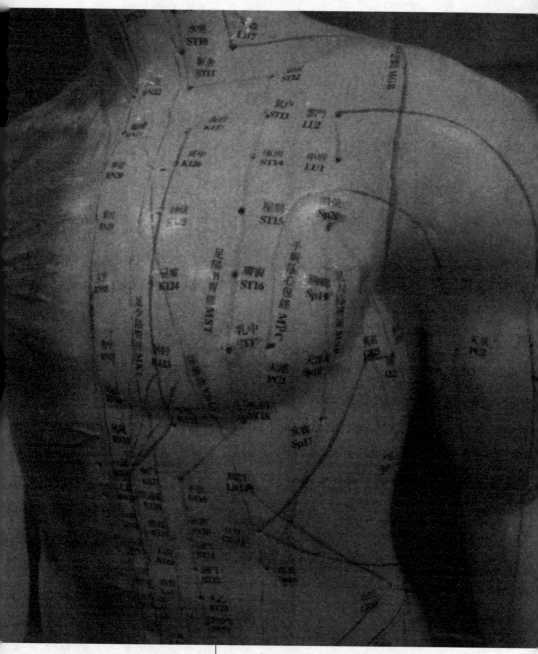

人体穴位型

吃饭，硬吃就会不舒服、肚子胀，而且会加重脾胃的负担，导致脾不代谢水液，造成了肥胖的痰湿体质。并且出现弦脉的人情绪极其不稳定，随时都想大叫一声，使胸中得到宽舒。

弱脉：弱脉摸起来感觉沉细，像摸在棉花丝上的感觉，说明气血阴阳大虚。

结脉：结脉搏动迟缓，偶尔停跳一次，没有规律可循，说明阳气不足，阴寒很盛，气血阻滞不通。

代脉：代脉指脉搏跳动一定次数时就一定会停跳一次，然后继续跳。代脉的停跳是很有规律的，比如跳五下停跳一次，它就一直是跳五下停一下，停跳的时间比

山东汉画像石除虫图

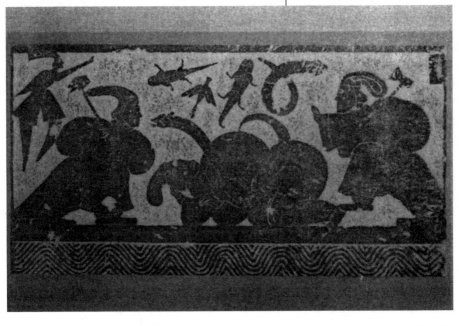

结脉停跳的时间长，说明脏气亏损，元阳不足。

名医孙一奎

有一年秋天，明代名医孙一奎应朋友的邀请，给一个姓李的青楼女子看病，看病过程中，姓李的女子咳嗽了几声，她自己说咳嗽只是偶尔出现，也没什么特别不舒服的地方，但每次月经来血量都很少，只有一两滴，同时伴有冷汗淋漓，醒后就会感到四肢酸软，体力不支。孙一奎细心地诊完脉，并没有开方子，只是安慰了那个女子几句，说只要多休息就没事了。回到客栈，他的朋友问，

清代的制药铜锅

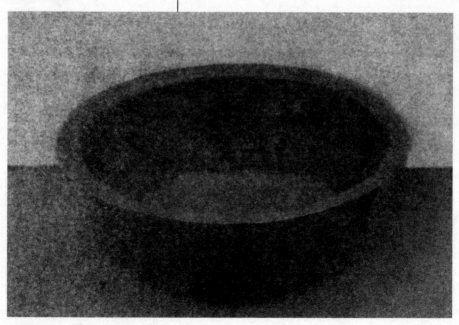

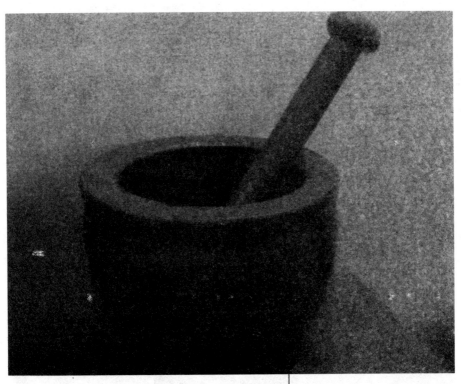

为什么不开方子呢？孙一奎叹了口气说，她的脉象告诉我，疾病已到晚期，药物恐怕是没用了。他朋友很奇怪地说，那个女子看不出有什么大病啊，看上去精神也不错，怎么会严重到没药可治了呢？孙一奎说，她的脉象很怪，两寸部短涩，两关部弦，两尺部洪滑，是肾中元阴亏耗，元阳偏亢的表现，而她又是青楼女子，肯定多动欲火，这样就更加消耗体内的元阴。最后再看她的寸部脉象，寸部对应人体的心肺，寸脉短涩，则表明心肺精气不足，肺是水之上源，肺中精气亏耗，

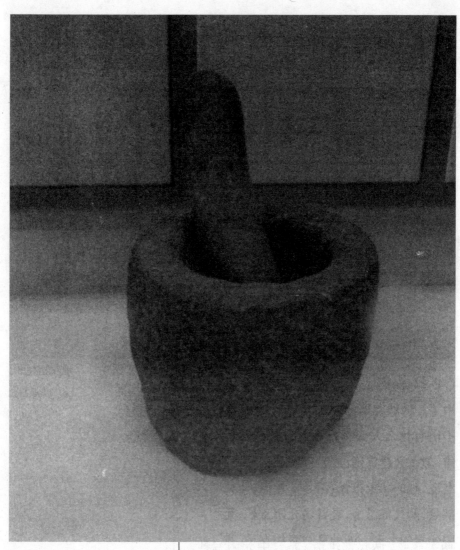

石药杵臼

就无法再滋养和补充肾中的元阴。综合她的脉象，是邪火征兆，古书上说"阴虚则病，阴绝则死"，所以我断定她无药可医，到明年三月春季木旺的时节，肯定会病情加重而死。后来果然被孙一奎说中，姓李的女子在第二年二月死亡。